Kliniktaschenbücher

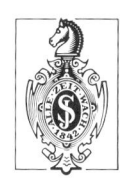

M. Eisner

Abdominalerkrankungen

Diagnose und Therapie für die Praxis

Mit 35 Abbildungen und 45 Tabellen

Springer-Verlag
Berlin · Heidelberg · New York 1975

Dr. M. Eisner
Department für Innere Medizin,
I. Medizinische Universitätsklinik,
Kantonsspital Basel
CH–4004 Basel

ISBN 3–540–07378–7 Springer-Verlag Berlin Heidelberg New York
ISBN 0–387–07378–7 Springer-Verlag New York Heidelberg Berlin

Library of Congress Cataloging in Publication Data: Eisner, Martin, 1931– Abdominalerkrankungen: Diagnose und Therapie für die Praxis. (Kliniktaschenbücher). Bibliography: p. Includes index. 1. Digestive organs – Diseases. I. Title. RC801.E45 616.3 75-22234.

Das Werk ist urheberrechtlich geschützt. Die dadurch begründeten Rechte, insbesondere die der Übersetzung, des Nachdruckes, der Entnahme von Abbildungen, der Funksendung, der Wiedergabe auf photomechanischem oder ähnlichem Wege und der Speicherung in Datenverarbeitungsanlagen bleiben, auch bei nur auszugsweiser Verwertung, vorbehalten. Bei Vervielfältigung für gewerbliche Zwecke ist gemäß § 54 UrhG eine Vergütung an den Verlag zu zahlen, deren Höhe mit dem Verlag zu vereinbaren ist.

© Springer-Verlag Berlin Heidelberg 1975.
Printed in Germany.

Die Wiedergabe von Gebrauchsnamen, Handelsnamen, Warenbezeichnungen usw. in diesem Werk berechtigt auch ohne besondere Kennzeichnung nicht zu der Annahme, daß solche Namen im Sinne der Warenzeichen- und Markenschutz-Gesetzgebung als frei zu betrachten wären und daher von jedermann benutzt werden dürften.

Satz- und Bindearbeiten: Appl, Wemding. Druck: aprinta, Wemding.

Vorwort

Dieses Buch ist auf Anregung des Springer-Verlages entstanden und wendet sich gemäß dem allgemeinen Konzept der Kliniktaschenbücher an Ärzte in der Ausbildung und in der Praxis.
Wenn ein so großes Gebiet wie die Gastroenterologie im Rahmen eines Taschenbuches abgehandelt werden soll, so ist eine strenge Auswahl des Dargestellten notwendig. Diese Auswahl ist natürlich subjektiv und wurde von mir getroffen in meiner Eigenschaft als praktizierender Gastroenterologe und Consiliarius für gastrointestinale Motilität an der Medizinischen Klinik in Basel. Die Berechtigung über Psychosomatik zu schreiben leite ich von meiner 7jährigen Mitarbeit in einer Balintgruppe unter Leitung der Professoren R. Battegay und F. Labhardt ab.
Aus diesem Buche wird man, so hoffe ich, die Stimme meines Lehrers, Prof. Dr. H. J. Fahrländer, heraushören, dem ich für seinen Ansporn und seine wohlwollende Kritik sehr zu Dank verpflichtet bin. Ebenso hoffe ich, daß man den Einfluß der englischen gastroenterologischen Schule erkennen wird, der ich − vor allem Dr. Francis Avery Jones und seinen Mitarbeitern − so viel verdanke. Frau C. Frei hat sich mit Geduld und Charme um das Manuskript bemüht, auch ihr sei herzlich gedankt. Schließlich gebührt mein Dank Herrn Prof. Dr. W. F. Angermeier und dem Springer-Verlag für das Verständnis, das sie einem neuen Autor entgegengebracht haben.

Basel, im August 1975 M. EISNER

Inhaltsverzeichnis

Zur Benutzung dieses Buches XI

Quellenangabe und Anleitung zur Benutzung des Schrifttums XIII

1. Allgemeine Gesichtspunkte in Diagnostik und Therapie 1
   1.1. Statistik und Kasuistik 1
   1.2. Kommunikation zwischen Ärzten 2
   1.3. Was führt den Patienten zum Arzt? 3
   1.4. Pharmakologie des vegetativen Nervensystems 3
      1.4.1. Sympathicus 4
      1.4.2. Parasympathicus 5
      1.4.3. Therapeutische Möglichkeiten 8
   1.5. Carcinomtherapie 11
      1.5.1. 1. Phase: Von der Diagnosestellung zur
           Operationsindikation 11
      1.5.2. 2. Phase: Nach der Operation bis zum klinischen Rezidiv . 15
      1.5.3. 3. Phase: Vom Auftreten des Rezidivs bis zum Tod . . . 19

2. Differentialdiagnose 23
   2.1. Schmerzen 23
      2.1.1. Akute Schmerzen 23
      2.1.2. Akutes Abdomen 26
      2.1.3. Chronische und rezidivierende Schmerzen 28
   2.2. Magen-Darm-Blutungen 32
      2.2.1. Normalisieren des intravasculären Volumens 33
      2.2.2. Feststellen der Blutungshöhe 34
      2.2.3. Erkennen der Blutungsquelle 34
      2.2.4. Stillen der Blutung 35
   2.3. Ikterus 36
      2.3.1. Anamnese 41
      2.3.2. Abklärung des cholostatischen Ikterus 42
      2.3.3. Autoimmunphänomene 42
   2.4. Gewichtsabnahme 43
   2.5. Gewichtszunahme 43

2.6. Dysphagie 43
2.7. Erbrechen 43
   2.7.1. Metoclopramidtest 46
   2.7.2. Einige Spezialfälle 46
2.8. Diarrhoe 47
   2.8.1. Akute Diarrhoe 47
   2.8.2. Chronische Diarrhoe 47
   2.8.3. Steatorrhoe 51

3. Die Krankheiten 53
3.1. Psychosomatik 53
   3.1.1. Psychogen oder organisch? 53
   3.1.2. Psyche und Magen-Darm-Trakt: Modellvorstellungen . . 54
   3.1.3. Einige typische Beschwerden und was sie
        psychodynamisch bedeuten 55
   3.1.4. Vorgehen bei Patienten mit psychosomatischen
        Magen-Darm-Störungen 58
   3.1.5. Prognose psychosomatischer Beschwerden 59
3.2. Häufige Beschwerden 60
   3.2.1. Foetor ex ore (Halitosis, schlechter Mundgeruch) 61
   3.2.2. Aufstoßen (Rülpsen) 61
   3.2.3. Konstipation 62
   3.2.4. Geschmackstörungen (Dysgeusie, abnorme Sensationen
        auf der Zunge oder im Gaumen) 65
   3.2.5. Zungenbrennen und belegte Zunge 66
   3.2.6. Inappetenz 66
   3.2.7. Globusgefühl (ein Knoten-Fremdkörpergefühl im Hals) . 67
   3.2.8. Völlegefühl, Blähung, schlechte Verdauung 67
3.3. Ösophagus 68
   3.3.1. Symptome 68
   3.3.2. Hiatushernie und Refluxösophagitis 69
   3.3.3. Achalasie (Kardiospasmus) 73
   3.3.4. Ösophagusvaricen 74
   3.3.5. Divertikel des Ösophagus 75
   3.3.6. Carcinom des Ösophagus 75
3.4. Magen und Duodenum 76
   3.4.1. Gastritis 76
   3.4.2. Medikamentöse Schädigung der Magenschleimhaut . . . 78
   3.4.3. Ulcuskrankheit 79
   3.4.4. Magencarcinom 89
3.5. Dünndarm 93
   3.5.1. Pathophysiologie der Diarrhoe 94
   3.5.2. Infektiöse Darmkrankheiten 95
   3.5.3. Milchintoleranz durch Lactasemangel 99
   3.5.4. Einheimische Sprue 102
3.6. Dickdarm 103

- 3.6.1. Appendicitis ... 103
- 3.6.2. Diverticulose und Diverticulitis ... 105
- 3.6.3. Die vasculären Darmkrankheiten ... 111
- 3.6.4. Granulomatöse Enterocolitis Crohn ... 117
- 3.6.5. Colitis ulcerosa ... 123
- 3.6.6. Colontumoren ... 128
- 3.7. Leber ... 129
  - 3.7.1. Bilirubinstoffwechsel ... 129
  - 3.7.2. Virushepatitis ... 131
  - 3.7.3. Leber und Medikamente ... 142
  - 3.7.4. Icterus in Graviditate ... 143
  - 3.7.5. Fettleber ... 146
  - 3.7.6. Lebercirrhose ... 147
  - 3.7.7. Primäres Lebercarcinom ... 149
  - 3.7.8. Hämochromatose ... 149
  - 3.7.9. Portale Hypertension ... 150
  - 3.7.10. Hepatische Encephalopathie ... 157
- 3.8. Galle und Gallenblase ... 161
  - 3.8.1. Gallensalzstoffwechsel ... 163
  - 3.8.2. Steinbildende Galle ... 165
  - 3.8.3. Auflösung von Gallensteinen ... 166
  - 3.8.4. Cholecystitis und Cholelithiasis ... 166
  - 3.8.5. Cholangitis ... 170
  - 3.8.6. Carcinom ... 171
- 3.9. Pankreas ... 172
  - 3.9.1. Pathophysiologie ... 172
  - 3.9.2. Pankreatitis ... 174
  - 3.9.3. Pankreascarcinom ... 179
- 3.10. Fettstoffwechsel ... 181
  - 3.10.1. Pathophysiologie ... 181
  - 3.10.2. Hyperlipämie ... 183
- 3.11. Die gastrointestinalen Hormone ... 186
  - 3.11.1. Gastrin ... 189
  - 3.11.2. Sekretin ... 190
  - 3.11.3. Cholecystokinin-Pankreozymin (CCK-PZ) ... 190
  - 3.11.4. Enteroglucagon ... 191
  - 3.11.5. GIP (Gastric Inhibitory Peptide) ... 191
  - 3.11.6. VIP (Vasoactive Intestinal Peptide) ... 191
  - 3.11.7. Motilin ... 192
  - 3.11.8. Prostaglandin ... 193

4. Untersuchungsmethoden ... 194
- 4.1. Röntgenuntersuchung ... 194
  - 4.1.1. Magen-Darm-Passage ... 194
  - 4.1.2. Dickdarmdarstellung ... 196
  - 4.1.3. Cholecystographie ... 199

4.1.4. Intravenöses Cholangiogramm	201
4.1.5. Percutane, transhepatische Cholangiographie	203
4.1.6. Arteriographie	205
4.1.7. Splenoportographie	206
4.2. Endoskopie	208
4.3. Laparoskopie (Leberspiegelung)	209
4.4. Percutane Leberbiopsie	210
4.5. Dünndarmbiopsie	211
4.6. Magensekretionsanalyse	212
4.7. Pankreasfunktionsteste	214
4.7.1. Sekretionsteste	214
4.7.2. Chymotrypsinbestimmung im Stuhl	215
4.8. Nachweis von okkultem Blut im Stuhl	215
4.9. Dünndarmfunktionsteste	215
4.9.1. D-Xylosetest	215
4.9.2. Schilling-Test = Vitamin B_{12}-Resorptionstest	216
4.9.3. Lactoseresorptionstest	217
4.10. Ultraschalltomographie	217
4.11. Szintigraphie	218
4.11.1. Pankreasszintigraphie	219
4.11.2. Leberszintigraphie	219
5. Sachverzeichnis	221

Zur Benutzung dieses Buches

In den allgemeinen Gesichtspunkten wird einiges besprochen, was beim Übertritt aus der Klinik in die Praxis wesentlich ist und was mir am Anfang meiner eigenen Praxis problematisch war.

In der Abklärung und Behandlung von Patienten mit abdominellen Beschwerden sind wir vielfach nicht in der Lage, eine Diagnose im eigentlichen Sinn zu stellen und bewegen uns daher in der Therapie auf unsicherem Boden. Die Ich-Form im Text soll diese Situationen hervorheben und zeigen, daß das gewählte Vorgehen das von mir bevorzugte, aber nicht ein allgemein gültiges ist. Das gilt natürlich besonders für die Kapitel Carcinomtherapie, organische oder psychogene Schmerzen und Psychosomatik.

Im Carcinomkapitel ist sowohl die eigentliche Behandlung als auch die Betreuung des todkranken Menschen besprochen. Gerade hier bahnt sich eine Wandlung im Verhalten des Arztes an, die ich nur andeuten konnte.

Neue Anschauungen und noch im experimentellen Stadium stehende Forschungsergebnisse werden besprochen, wenn auf diesen Gebieten laufend neue Erkenntnisse mitgeteilt werden, so daß eine erste Orientierung nützlich scheint (medikamentöse Therapie der Gallensteine, gastrointestinale Hormone, hepatische Bewußtseinsstörungen). Wo die Pathophysiologie zum Verständnis der Krankheit und ihrer Therapie beiträgt, wird sie skizziert.

Die Differentialdiagnose ist in einem gesonderten Abschnitt vorangestellt, da ja in der Praxis immer vom Symptom ausgegangen wird. Darüber hinaus kommen die einzelnen Symptome, die auf eine Abdominalkrankheit hindeuten, bei den verschiedensten Krankheiten vor, auch dies ein Grund meiner Einteilung. Demgegenüber fehlt im allgemeinen die Differentialdiagnose bei den einzelnen Krankheiten. Das

Erörtern subtiler und schwieriger Differentialdiagnosen sprengt den Rahmen dieses Buches. Renale und gynäkologische Prozesse habe ich (mangels Kompetenz) nur in der Differentialdiagnose berücksichtigen können. Bei den Krankheiten bespreche ich die häufigen ausführlicher und erwähne seltenere nur dann, wenn sie im Zusammenhang interessant sind.

Untersuchungsmethoden werden im einzelnen beschrieben, wenn sie in der Praxis angewendet werden. Methoden, die nur in spezialisierten Zentren durchgeführt werden können, werden summarisch abgehandelt, dem Arzt als Information, dem Patienten zur Instruktion.

Der Leser wird dann am meisten Gewinn aus den „Abdominalkrankheiten" haben, wenn er das Büchlein einmal durchliest und sich damit vertraut macht, bevor er im gegebenen Fall dieses oder jenes Stichwort aufschlägt.

Quellenangabe und Anleitung zur Benutzung des Schrifttums

Bei der Abfassung dieses Kliniktaschenbuches habe ich mich z. T. auf meine Erfahrung gestützt, die ich in langjähriger Ausbildung, kollegialer Zusammenarbeit und in einer gastroenterologischen Praxis gesammelt habe. Darüber hinaus war es notwendig für zahlreiche Einzelheiten, zur Überprüfung der Richtigkeit meiner Vorstellungen und für Zahlenangaben eine große Zahl von Büchern, Monographien und Originalartikeln zu konsultieren. Es scheint mir daher richtig, die Hauptquellen meiner Kenntnisse zu zitieren:

Clinical Gastroenterology (F. Avery Jones, I.W.P. Gummer, I.E. Lennard-Jones). Oxford: Blackwell 1968.

Management of Constipation (Avery Jones & Godding). Oxford: Blackwell 1972.

Diseases of the Liver and Biliary System (Sheila Sherlock). Oxford: Blackwell 1968.

Praktische Gastroenterologie (Haffter). Stuttgart: Thieme 1973.

Gastrointestinal Diseases (Sleisinger und Fortran). Saunders 1973.

Physiology of the Digestive Tract (Davenport). Year Book Medical Publishers 1966.

Clinics in Gastroenterology. Saunders 1972–1974.

Radiologic Clinics of North America. „The Biliary System". Saunders 1966.

Progress Reports aus GUT.

Progress in Gastroenterology aus Gastroenterology.

Medical Progress und Current Concepts-Artikel des New England Journal of Medicine.

Editorials des Lancet.

Ich werde von Kollegen in der Klinik hin und wieder gefragt, wie es möglich ist, sich in der Praxis über die laufenden Fortschritte zu informieren. Wer aufpaßt und sich fortbilden will, dem werden keine wesentlich neuen Kenntnisse auf die Dauer verborgen bleiben. Was einigermaßen von Bedeutung ist, wird rasch in Zeitschriften als Kommentar, Résumée oder Übersichtsartikel verbreitet. Die Programme von Tagungen und Konferenzen vermitteln uns weitere Informationen, auf welchen Gebieten neue Kenntnisse errungen worden sind. Persönlich schätze ich besonders die Editorials des Lancet als Informationsquelle, in welchen kurz und kritisch zu aktuellen Themen Stellung bezogen wird. In erweiterter Form soll die Herausgabe dieser Kliniktaschenbuchreihe der ärztlichen Fortbildung dienen. Es ist zu hoffen, daß sie eine Marktlücke schließt.

1. Allgemeine Gesichtspunkte in Diagnostik und Therapie

1.1. Statistik und Kasuistik

Für jedermann ist, was er selbst erlebt, wahrer als die Erfahrung der anderen 4 Milliarden Menschen. Das *Erfahrungswissen,* also *die Kasuistik,* dünkt uns daher real und macht einen nachhaltigen Eindruck. Das darf uns aber nicht darüber hinwegtäuschen, daß wir auch aufgrund einer großen Erfahrung niemals eine allgemeinverbindliche Aussage machen können. In Diskussionen zudem zeigt sich immer wieder, daß jemand glaubt, ein großes kasuistisches Wissen zu besitzen, daß sich jedoch seine Erfahrungen in Wirklichkeit auf relativ wenige Fälle gründen.

Daher ist das *Denken in statistischen Begriffen* unerläßlich in der Medizin, ganz besonders in der Wahl der Therapie, in der Prognostik und in der Beurteilung des Risikos von diagnostischen oder therapeutischen Eingriffen. Ob der Patient A in einer Situation Glück oder Pech hatte, ist für den Patienten B in einer ähnlichen Situation unmaßgeblich. Für ihn zählt nur die statistische Wahrscheinlichkeit. Sie gibt Auskunft über die Erfolgschancen einer Therapie, über Komplikationsrate, über Morbidität und Mortalität.

Daß wir mit Statistiken nicht vertraut sind und daß Statistiken gelegentlich zum Beweis von Unsinn mißbraucht werden, darf uns nicht dazu verleiten, die Statistik abzulehnen. Statistisches Denken in der Medizin ist so unerläßlich, daß man sein Mißtrauen überwinden und sich mit ihren Möglichkeiten und Grenzen vertraut machen muß.

Wenn unsere Erfahrung dem statistisch erwarteten Ergebnis widerspricht, so versuchen wir herauszufinden, weshalb. Der Vergleich unserer persönlichen Erfahrung mit der Statistik wird damit zu einer Quelle anregender Selbstkontrolle.

1.2. Kommunikation zwischen Ärzten

Die kollegiale Zusammenarbeit soll nicht nur auf Kongressen besungen werden, sondern sie ist eine dringende Notwendigkeit mit der zunehmenden Spezialisierung in der Medizin. Fast alle vermeidbaren Fehlurteile und Mißerfolge, die ich erlebt habe, beruhen auf der fehlenden Kommunikation zwischen den verantwortlichen Ärzten. Es genügt nicht, daß man einen Befund schriftlich fixiert, sondern wir müssen uns selbst davon überzeugen, daß die notwendigen Konsequenzen gezogen werden. Neben der schriftlichen Übermittlung von Information ist die mündliche Besprechung erforderlich, wenn der Fall nicht einfach liegt und der Patient nicht selbst die wichtigsten Angaben machen kann. Kritische Situationen entstehen, wenn der verantwortliche Arzt abwesend ist und die Übergabe des Falles nur flüchtig und in Zeitnot geschieht. Kritische Situationen entstehen bei der Spitaleinweisung, wo der einweisende Arzt häufig mit einem Kollegen im Spital verhandelt, der dann die Behandlung nicht übernimmt; sie entstehen im weiteren bei der Übergabe eines Patienten von der medizinischen in die chirurgische Abteilung und nach Spitalaustritt.

Im Bereich der Abdominalkrankheiten, wo wir in entscheidenden Fällen ja immer auf die Hilfe des Radiologen und häufig des Chirurgen angewiesen sind, ist zu fordern, daß in jeder akuten Situation von Spitaleintritt bis zu Spitalaustritt zwischen Internisten, Chirurgen und Radiologen eine enge Zusammenarbeit besteht. Dieser Forderung — seit über 10 Jahren in allen Merkblättern an erster Stelle — wird noch immer zu wenig entsprochen, weshalb ich sie hier noch einmal festhalte. In akuten Situationen, in denen man sich zu einer vorläufigen Beobachtung entschlossen hat, ist sowohl der Internist wie auch der Radiologe und der Chirurg in seinem Bereich verantwortlich, daß der entsprechende Kollege während der Nacht oder über das Wochenende informiert ist, so daß die Überwachung des Patienten kontinuierlich ist. Die Verantwortung für den Patienten muß aber selbstverständlich in der Hand eines einzigen Arztes bleiben.

Der Hausarzt, der einen Patienten eingewiesen hat, welchen er schon länger kennt, darf sich nicht darauf verlassen, daß im Spital schon das Richtige unternommen wird, sondern er ist aufgefordert, sich rechtzeitig darüber zu informieren, ob die Spitalärzte die nötige Kenntnis des Falles haben. Ebenso sind die Spitalärzte gehalten, den nachbehandelnden Arzt nach Spitalaustritt umfassend zu informieren. Spital- und Hausarzt sollen besprechen, was sie dem Patienten über seinen Krankheitszustand mitteilen wollen, wenn ihm nicht die volle Wahrheit gesagt werden kann und ferner wie weit die Angehörigen informiert worden sind.

1.3. Was führt den Patienten zum Arzt?

Es ist erstaunlich, wie selten Patienten ehrlich und aufrichtig die Gründe nennen, die sie zum Arzt führen. Man weiß, daß der Alkoholiker sein Laster verschweigen möchte, daß der Raucher die Zahl der gerauchten Zigaretten verheimlicht und daß die Adipösen niemals wissen, wovon sie zugenommen haben. Hinter der Unehrlichkeit mag also der Wunsch stehen, besser zu erscheinen als man ist: Schuldgefühle. Das Erleben der Krankheit als Strafe, magische Vorstellungen (man soll eine Krankheit nicht heraufbeschwören durch Aussprechen ihres Namens — toi, toi, toi) sind weiter Grund für unehrliche Angaben.

Es gibt 3 Gründe, einen Arzt aufzusuchen:
- die existente Krankheit
- die befürchtete Krankheit
- die prophylaktische Untersuchung.

Gerade bei Patienten, die wegen scheinbar banalen Symptomen den Arzt aufsuchen, ist es wesentlich, herauszufinden, wodurch ihre Angst Nahrung erhält und wovor sie Angst haben. Hinter der Angst vor einem Carcinom, hinter dem Wunsch nach prophylaktischer Untersuchung verbirgt sich oft eine tiefe existentielle Angst und der Wunsch nach umfassender Sicherheit und Beschütztsein.

1.4. Pharmakologie des vegetativen Nervensystems

Verdauung und Stoffwechsel gehören zu den vegetativen Funktionen des Organismus. Sie werden durch das vegetative Nervensystem gesteuert. Zahlreiche Medikamente zur Behandlung von Magen-Darm-

Krankheiten enthalten Pharmaka mit Wirkungen auf das vegetative Nervensystem. Deshalb sei hier kurz die Wirkung des Sympathicus und Parasympathicus auf den Magen-Darm-Trakt und die entsprechenden Pharmaka besprochen.

1.4.1. Sympathicus

Wir unterscheiden Wirkungen auf die α- und β-Rezeptoren (Tabelle 1).

Tabelle 1. Sympathicus-Wirkungen

	Stimulation	Organ	Blockade
α-Wirkung	Constriction	Arteriolen	Dilatation
	↓	*Darmmotilität**	↑
	↓	*Darmdurchblutung**	↑
	Dilatation	Pupille	Constriction
	Retention	Blase	Entleerung
	↑	Serotonin-freisetzung	↓
β-Wirkung		*Herz*	
	↑	– Frequenz	↓
	↑	– Reizleitung	↓
	↑	– Kontraktilität	↓
	Erschlafft	Bronchialmuskulatur	Kontrahiert
	↑	*Glykolyse*	↓
	↑	*Lipolyse*	↓
	↑	*Insulinfreisetzung*	↓
	↓	*Darmkontraktilität*	↑

* Die Effekte der α- und β-Stimulation bzw. Blockade auf den Darm sind ungenügend untersucht.

Sympathicuswirkung im Magen-Darm-Trakt (über Grenzstrang und Plexus solaris verlaufende Fasern)

- Vermindert die Durchblutung im Splanchnicusgebiet
- Hemmt die Dünndarmmotilität
- Steigert die Dickdarmmotilität

- Steigert die Insulinsekretion
- Steigert die Serotoninsekretion
- Steigert die Glykolyse und die Lipolyse in der Leber

Sympathicus-Pharmaka

α-Stimulation:	Adrenalin
	Noradrenalin
	Neosynephrin
α-Blocker:	Ergotamin (Dihydergot)
	Phentolamin (Regitin)
β-Stimulation:	Aleudrin (Isoprenalin)
	Alupent
	Salbutamol (Saventrin)
β-Blocker:	Practolol (Eraldin)
	Propranalol (Inderal)
	Pindolol (Visken)

Die Effekte der Sympathicomimetica und Sympatholytica auf Herz- und Kreislauf und auf das Bronchialsystem stehen so im Vordergrund, daß die Wirkungen am Verdauungskanal und im Stoffwechsel klinisch kaum erwähnenswert scheinen.

In der Gastroenterologie sind von allen auf den Sympathicus wirkenden Pharmaka nur Dihydergot (zur Tonisierung des Darmes) und Visken (zur Regulierung der Colonmotilität) in Gebrauch, mit unbewiesener Wirkung.

1.4.2. Parasympathicus

Die für unsere Betrachtung wichtigen Wirkungen sind in Tabelle 2 zusammengestellt.
Pharmaka s. Tabelle 3 und 4.
Die relative Wirksamkeit der einzelnen Pharmaka (in bezug auf Acetylcholin bzw. Atropin) ist aus Abb. 1 ersichtlich.
Die erwünschten Wirkungen sind:
- Verminderung der Säureproduktion des Magens durch Atropin ($^1/_2$% 5 Tropfen per os, 0,2 mg s.c.),

Tabelle 2.

Parasympathicus-Wirkung im Magen-Darm-Bereich

- Steigert die Speichelsekretion
- Steuert den Schluckakt
- Beschleunigt die Magenentleerung ⎫
- Reguliert die Darmmotilität
- Steigert die Magensekretion
- Steigert die Dünndarmsekretion ⎬ über den Nervus vagus
- Steigert die Leberdurchblutung
- Kontrahiert die Gallenblase
- Fördert die Gluconeogenese u. a. Synthesen in der Leber ⎭
- Fördert die Darmentleerung

Extraintestinale Wirkungen

- Kontrahiert die Pupille
- Kontrahiert die Blase und relaxiert den Blasenschließmuskel u. a.

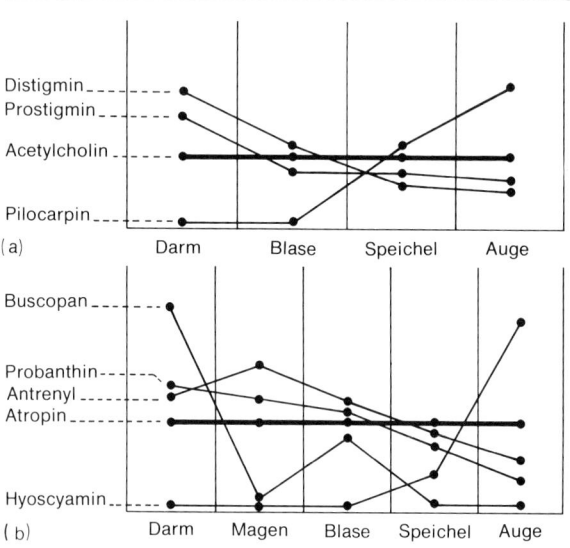

Abb. 1a und b. Relative Wirksamkeit der den Parasympathicus beeinflussenden Pharmaka. (a) Stimulation: In Relation zu Acetylcholin. (b) Hemmung: In Relation zu Atropin. An Darm: Motilität; Magen: HCl-Sekretion; Blase: Entleerung; Speichel: Sekretion; Auge: Akkomodation

Tabelle 3. Parasympathicus-Stimulatoren

Fördernde Wirkung auf:	Speichel-fluß	Ösophagus-motilität	Darm-motilität	Magen-sekretion	Blasen-entleerung	Augen Pupillen-verengung
Acetylcholin	+	+	+	+	+	+
Urecholin (β-Methylcholin)	±	++	+	–	+	–
Doryl (Carbaminoylcholin)	±	+	+	–	++	–
Mecholyl (Acetylmethylcholin)	±	++	+	–	+	–
Pilocarpin	++	–	–	+	–	++
Cholinesterasehemmer						
Prostigmine	±	–	++	–	+	+
Ubretid (Distiminbromid)	±	–	++	–	+	–

Tabelle 4. Parasympathicus-Blocker

Hemmende Wirkung auf:	Speichel-fluß	Darm-motilität	Magen-sekretion	Blasen-entleerung	Akkomo-dation
Atropin	++	++	++	+	+
Atrenyl (Oxyphenoniumbromid)	+	++	+++	±	+
Probanthine (Propanthelinbromid)	+	++	++	±	+
Buscopan (Scopolaminbutylbromid)	–	+++	±	+	–
Hyoscyamin	±	–	±	±	++

Antrenyl (2–5 mg 3–4× täglich per os),
Probanthine (15–30 mg 2–3× täglich).
- Verminderung von Colonspasmen durch Atropin, Buscopan (10–20 mg 2–3× täglich),
Antrenyl, Probanthine.
- Steigerung des Dünn- und Dickdarmtonus durch Ubretid, Prostigmin (7,5–15 mg 2–3× täglich per os oder 0,5–1 mg i. m.).
- Vermehrte Speichelsekretion durch Pilocarpin (2%, 10 Tropfen auf die Zunge).

1.4.3. Therapeutische Möglichkeiten (Abb. 2)

Das vegetative Nervensystem steht unter dem Einfluß des Zentralnervensystems und der Psyche.
Daraus ergibt sich die Therapie mit *Psychopharmaka* (s. S. 60).
Die glatte Muskulatur des Magen-Darm-Traktes ist eines der Erfolgsorgane des vegetativen Nervensystems. Daraus ergibt sich die Therapie mit *Spasmolytica*.
Als Spasmen bezeichnen wir Kontraktionen der glatten Muskulatur, welche zu Schmerzen und zu Koliken führen. Der Begriff des Spasmus ist in pathophysiologischer Hinsicht unklar. Der Schmerz ist weder zur Weite des Lumens noch zum Druck im Lumen korreliert. Er entsteht anscheinend erst beim Versuch, das Lumen gegen den Widerstand der Wand zu dehnen, d. h. der Spasmus ist kein abnormer Kontraktionszustand, sondern eine nicht einsetzende Erschlaffung.
Mit den Spasmolytica werden wir also nicht eine Stenose erweitern, sondern die davorliegende Muskulatur daran hindern, sich gegen die Stenose zu kontrahieren.
Spasmolytica sind Medikamente gegen krampfartige Schmerzen. Es handelt sich um Medikamente vom Typus des Atropins, Papaverins, Novaminsulfons in Kombination mit Analgetica, sowie um Morphinderivate, z.B.:
Baralgin (Novaminsulfon + Atropin-ähnliche Substanzen + Papaverin-ähnliche Substanzen)
Buscopan und *Dolobuscopan* (Buscopan + Codeinphosphat + Novaminsulfon + Amobarbital)
Spasmocibalgin Comp. (Cibalgin, Trasentin, Codein)

Compressi spasmolytici MM (Papaverin 0,05 mg, Atropinsulfat 0,25 mg).
Bei Krämpfen des Colons außerdem:
Mebeverin (Duspatalin), ein Reserpinderivat mit selektiver Wirkung auf die Dickdarmmuskulatur.

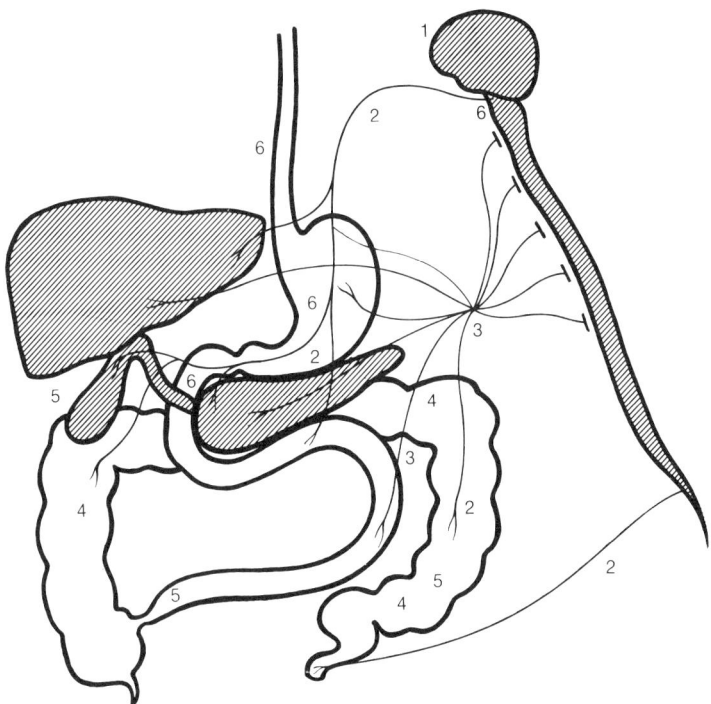

1 Psychopharmaka
2 Parasympathicusblocker
3 Sympathicusblocker
4 Antidiarrhoica
5 Spasmolytica
6 Antiemetica

Abb. 2. Angriffspunkte der Pharmaka am Magen-Darm-Trakt. (1) Psychopharmaka schirmen den Magen-Darm-Trakt von psychischen Einflüssen ab. (2) Parasympathicusblocker hemmen Sekretion und Motilität im Bereich des Nervus vagus und des sacralen Parasympathicus am Enddarm. (3) Sympathicusblocker wirken im Bereich des Plexus solaris? (4) Antidiarrhoica greifen vorwiegend am Colon an. (5) Spasmolytica beeinflussen die Motilität der Gallenblase, des Magens, des Dünn- oder Dickdarms. (6) Antiemetica wirken zentral im Brechzentrum oder peripher an Magen und Duodenum

Antidiarrhoica (s. Tabelle 5)

Tabelle 5. Wirkung und Nebenwirkung der Antidiarrhoica

	Wirkung auf Peristaltik	Gewöhnung bei häufigem Gebrauch	Extra-intestinale Effekte	Sucht-gefahr
Tinctura opii	+++	++	±	+
Codeinphosphat	++	+	+	+
Pethidin	++	++	++	+++
Diphenoxylat	++	+	−	−

Sie hemmen die Peristaltik durch Blockierung der intramuralen Synapsen in der Darmwand und durch direkte Wirkung auf die glatte Muskelzelle des Dünn- und Dickdarms. Ihr Wirkungsmechanismus ist im einzelnen nicht genau bekannt.

Tinctura opii (mit 1% Morphin 3–30 Tropfen 1–2× pro Tag)

Codeinphosphat (0,02–0,04 2–3× pro Tag)

Pethidin (Dolantin) nur bei akuter Diarrhoe im Notfall 1 mg/kg/KG i.m.

Diphenoxylat (+ Atropin = Reasec) 2,5–5 mg 3–4× pro Tag.

Antiemetica

Gegen Nausea und Erbrechen wirken die Medikamente, die bei Reisekrankheit üblich sind. Sie wirken zentral im Vestibulärorgan und im Brechzentrum. Es sind Derivate der Antiallergica (Äthylendiamine, (a) oder des Phenothiazins (b).

a) Marzine (Cyclizine)
   Dramamine (Dimenhydrinat)
   Itinerol (Meclizin)
b) Torecan (Thiethylperazin)
   Trilafon (Perphenazin)
   Stemetil (Prochlorperazin)
c) Metoclopramid (Primperan, Paspertin) s. S. 46 mit Wirkung auf die Brechzentren im Mittelhirn und Wirkung auf die Magen-Darm-Motilität.

1.5. Carcinomtherapie

Die Diagnose eines Carcinoms ist nicht gleichbedeutend mit einem Todesurteil, aber für die nächsten 5 Jahre nach der Diagnosestellung ist die permanente Todesdrohung eine schwere Belastung für den Patienten und für den Arzt. Wohl wissen wir, daß der Tod uns in jeder Sekunde unseres Lebens treffen kann, aber der Carcinompatient scheint den nahenden Tod wesentlich anders zu erleben. Unsere Kenntnisse vom Erleben des herannahenden Todes bei diesen oder anderen Patienten sind erschreckend rudimentär. Deshalb ist es schwierig, Richtlinien zu geben für eine Therapie, die die Gesamtpersönlichkeit des Patienten berücksichtigt.

1.5.1. 1. Phase: Von der Diagnosestellung zur Operationsindikation

Über die Wahrheit am Krankenbett

Ob und zu welchem Zeitpunkt der Patient über die Diagnose informiert werden soll, wird heute diskutiert. Der Arzt soll keinen dogmatischen Standpunkt einnehmen und die Diagnose in deutlichen Worten nur mitteilen, wenn der Patient ihn klar fragt und mit dieser klaren Frage nicht eine Negation provozieren will. Es sind ja gerade die emotional unstabilen Patienten, die schon im voraus sagen: „Herr Doktor, wenn es Krebs ist, dann will ich es wissen." Da sage ich es nie.
Andererseits soll man die Diagnose Krebs auch nicht mit größtem Nachdruck ablehnen, sondern sich immer den Weg der Wahrheit offenhalten. Zu jedem Zeitpunkt im Verlauf der Krankheit kann ein offenes Gespräch notwendig werden und der Patient muß wissen, daß er in seiner Krankheit und in seinen Ängsten nicht isoliert ist. Völlig falsch ist es, die *Angehörigen* ohne Notwendigkeit mit der Diagnose zu konfrontieren. Dies ist erst nötig, wenn die Angehörigen für die weitere Behandlung instruiert werden müssen. Es ist doch unvorstellbar, daß ein Patient es seinen nächsten Angehörigen nicht anmerken soll, daß sie etwas Schlimmes erfahren haben. Auch laden wir den Angehörigen eine schwere Bürde auf, wenn sie niemanden ins Vertrauen

ziehen können. Ist ein großer Eingriff vorgesehen, z. B. Whipplesche Operation, Ösophagusersatz, Colostomie, so werden wir auf alle Fälle dem Patienten auseinandersetzen, was ihn am Ende der Operation erwartet.

Operationsindikation (s. Tabelle 6)

Tabelle 6. Carcinomtherapie

Ausdehnung des Tumors	Operation	Nachbestrahlung	5-Fluorouracil
Carcinom auf Primärorgan beschränkt	ja	nein	nein?
Infiltration in Serosa	ja	nein?	3
Infiltration in Nachbarorgane	ja	ja	3
Metastasen in regionäre Lymphknoten	ja	nein	3
Generalisierte Metastasierung	1	2	4

1 Die präoperative Abklärung hat möglicherweise bereits eine generelle Metastasierung bestätigt. Dann erübrigt sich die Operation, es sei denn, daß das Carcinom Ursache von Symptomen ist, die durch palliative Operation verschwinden.
2 Nachbestrahlung nur sinnvoll, wenn damit ein Symptom behoben werden kann: Dysphagie bei Ösophaguscarcinom, Tenesmen bei Rectumcarcinom, Schmerzen durch infiltratives Wachstum in Nerven oder Knochen.
3 Über den Wert einer prophylaktischen Chemotherapie, d. h. Chemotherapie gegen nicht erkennbare Tumorzellen, s. S. 17.
4 Chemotherapie nur gegen Schmerzen gerichtet.

Die Operation ist für Adenocarcinome heute die einzige Therapie mit Aussicht auf Dauerheilung. Plattenepithelcarcinome des Ösophagus und besonders des Anus sprechen auf Röntgentherapie an. Beim Analcarcinom ist die Strahlentherapie die Therapie der Wahl, bei Ösophaguscarcinom gibt es wenige Zentren, die der Strahlentherapie allein den Vorzug geben. Prinzipiell muß daher jedes Carcinom, wenn möglich, operativ entfernt werden.

Ziel der Operation

- Wenn möglich Radikaloperation und Heilung.
- Vermeiden von postoperativer Invalidität.
- Die noch verbleibende Lebensphase möglichst wenig beeinträchtigen.

Die *präoperative Untersuchung* umfaßt neben der Palpation ein Thoraxbild (Hilus- oder Lungenmetastasen?) und eventuell eine Laparoskopie (Lebermetastasen?). Bestimmung von CEA. Indikation zur Nachbestrahlung und Chemotherapie s. S. 12. Indikation zu palliativen Eingriffen s. unten.

CEA (Carcinomembryonales Antigen)

Vorkommen. Carcinomembryonales Antigen hat seinen Namen deswegen erhalten, weil es sich in Extrakten von Dickdarmcarcinomen und im Darmgewebe des menschlichen Fetus findet. Seine Konzentration ist erhöht im Serum von Patienten mit malignen Tumoren des Magen-Darm-Traktes, bei anderen Carcinomen, bei chronisch entzündlichen Prozessen, bei Pankreatitis, bei Cirrhose und bei starken Rauchern (s. Abb. 3a). Die Hoffnungen, die man in eine CEA-Analyse als Screeningtest für Magen-Darm-Carcinom gesetzt hat, haben sich wegen der weiten Verbreitung von CEA bei anderen Zuständen nicht erfüllt.

Hauptindikation. Beurteilung des Operationsresultats und Entdeckung von Rezidiven postoperativ (s. Abb. 3b und Abb. 3c). Wenn CEA, welches vor der Operation erhöht war, danach absinkt und im Normalbereich bleibt im Verlaufe der postoperativen Monate und Jahre, so darf mit einer Heilung gerechnet werden. Steigt CEA wieder an, so ist ein Hinweis auf Rezidiv gegeben. Sinkt CEA nicht oder nicht bis auf Normalwerte ab, so ist die Operation nicht radikal gewesen. CEA-Konzentration über 20 ng spricht für generalisierte Metastasierung.

Indikation zu palliativen Eingriffen. Ein palliativer Eingriff ist indiziert, wenn ein lästiges Symptom behoben werden kann und wenn die palliative Operation das Befinden des Patienten nicht verschlechtert. Ein palliativer Eingriff ist auch dann indiziert, wenn das Symptom nur für kürzere Zeit verschwindet. Wenn ein Patient nach dem Eingriff

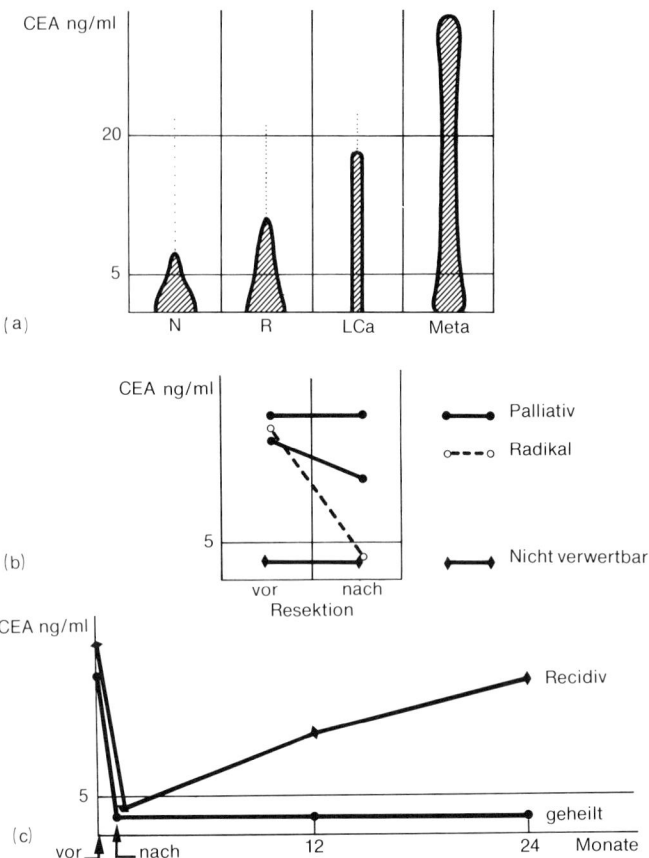

Abb. 3a–c. CEA (Carcino-embryonales Antigen). (a) Verteilung der Resultate der CEA-Bestimmung bei einem Normalkollektiv (N), bei Rauchern (R), bei lokalisiertem Carcinom (LCa) und bei Metastasen (Meta). Über 20 ng/ml ist beweisend für Metastasierung. Normalwerte (unter 5 ng/ml) sind diagnostisch nicht verwertbar. (b) Aussagewert der CEA-Bestimmung zur Beurteilung des Operationsresultates: Die Operation war radikal, wenn ein erhöhter CEA-Wert normal wird. (c) CEA für die Beurteilung eines Rezidivs. Wird ein postoperativ normaler CEA-Wert wieder pathologisch, so ist ein Rezidiv anzunehmen.

auch nur wenige Wochen lang wieder essen kann, ohne zu erbrechen oder wenn er vorübergehend schmerzfrei und unabhängig von Schmerzmitteln wird, hat sich der Eingriff gelohnt. Palliative Eingriffe sind nicht indiziert zur Ausschaltung einer sich vielleicht entwickelnden Komplikation: Magenresektion, weil Magenausgangsstenose zu befürchten ist; Anus praeter, weil Ileus eintreten könnte. Palliative Eingriffe sind ebenso nicht indiziert, wenn das entsprechende Symptom anders behandelt werden kann, wenn der Eingriff schwierig ist und der Allgemeinzustand des Patienten durch die Operation vermutlich stark beeinträchtigt wird (totale Gastrektomie bei Magencarcinom mit Lebermetastasen, Whipplesche Operation bei infiltrativem Pankreascarcinom). Im allgemeinen haben die Chirurgen die Tendenz, beim Ersteingriff trotz Inoperabilität zu große Palliativoperationen zu wagen und sind andererseits zu zurückhaltend in der Indikationsstellung für spätere Palliativeingriffe.

1.5.2. 2. Phase: Nach der Operation bis zum klinischen Rezidiv

Ich verhalte mich immer so, als ob der Patient geheilt sei. Auch nach vermeintlich radikaler Resektion sind Rezidive häufig. Andererseits vergehen oft Monate und Jahre, bis ein Rezidiv sich klinisch manifestiert, auch nach nicht radikalen Eingriffen. Nichts wäre falscher, als die objektiv und langfristig ungünstige Prognose als Damoklesschwert über dem Patienten hängen zu lassen. Wir dürfen ruhig annehmen, daß der Patient Glück hat und nicht an den Folgen des Carcinoms sterben wird, obwohl tatsächlich erstaunlich wenige Carcinompatienten an einer interkurrenten Krankheit sterben.

Aufklärung des Patienten oder der Angehörigen nach der Operation

Der Patient soll selbst mindestens soweit über seine Krankheit und seine mutmaßliche Arbeitsunfähigkeit informiert werden, wie es für sein weiteres Verhalten erforderlich ist. Die Prognose wird man ihm nur auf direkte Befragung mitteilen, wenn grundsätzliche Entscheide davon abhängen. Daß er an Krebs leidet, wird er nun meist ahnen, oft wissen, und es ist nicht notwendig, ihm dies zu sagen. Wenn aber ein offenes Gespräch darüber vom Patienten gewünscht wird, so nehme sich der Arzt Zeit, ruhig und zurückhaltend mit dem Patienten zu sprechen. Das Gespräch kann bereits im Spital oder auch später stattfinden. Wie auf Seite 11 angedeutet, gibt es keine allgemeingültigen Richtlinien für diese Aussprache. Sowohl die Persönlichkeit des Patienten, seine Reaktion auf die Krankheit, seine Ängste usw. als besonders auch die Persönlichkeit des Arztes (autoritär, väterlich, besinnlich, religiös, ängstlich) bestimmen weitgehend den Ton und den Inhalt. Der Arzt bleibe sich seiner Hilflosigkeit bewußt. Wenn er zu einer, ihm meist unwillkommenen Aussprache herausgefordert wird, so ist das in erster Linie ein Beweis großen Vertrauens des Patienten gerade in ihn. Seine wichtigste Aufgabe ist es, als Mitmensch da zu sein. Wichtiger als sprechen ist zuhören. Wenn ich geduldig hinhöre und nicht vorschnell antworte, so erfahre ich vom Patienten meistens, welche Antworten er wünscht.

Die Information der Angehörigen (s. auch S. 11) gehe auch jetzt nur soweit, wie es für vernünftiges weiteres Verhalten notwendig ist. Auch für sie kann eine Aussprache in ähnlichem Sinn wie mit dem Patienten notwendig werden. Man spreche sich insbesondere aus über die Möglichkeiten der weiteren Therapie, über Fragen der Pflege, finanzielle Probleme. Man suche zu verhindern, daß viel Geld in nutzlose Krebstherapien investiert wird.

Ärztliche Konsultationen nach Spitalentlassung sind anfänglich ebenso nötig wie nach anderen Operationen und können dann, solange es dem Patienten gut geht, den üblichen 3–12-Monate-Rhythmus annehmen. Über CEA-Bestimmung zur Beurteilung von Rezidiven s. S. 14.

Röntgentherapie

Die Strahlentherapie mit den heutigen, leistungsstarken Apparaturen leistet mehr als auf Grund der veralteten Statistiken zu erwarten ist. Neuere Angaben über Erfolge in der Therapie von Adenocarcinomen liegen aber erst vereinzelt vor.

Nachteile der Bestrahlung

1. Der Patient bleibt über die maligne Natur seiner Krankheit nicht mehr im unklaren.
2. Die Bestrahlung verschlechtert vorübergehend das Allgemeinbefinden des Patienten.
3. Während der Behandlung muß der Patient das Spital häufig aufsuchen und ist daher in seiner Lebensführung eingeschränkt.

Vorteile der Bestrahlung

1. Der Patient erfährt, daß noch etwas gegen seine Krankheit getan werden kann. Er ist nicht hoffnungslos krank.
2. Das Carcinom, wenn es nicht wegbestrahlt werden kann, verkleinert sich, so daß Symptome verschwinden, die durch Obstruktion oder Infiltration entstanden sind.
3. Bei noch lokalisierter Carcinomausbreitung ist Verlängerung der Rezidivfreiheit und selten Heilung möglich.

Beginn der Strahlentherapie

Falls nicht schon postoperativ im Spital angefangen, kann sie jederzeit eingeleitet werden (s. Tabelle 6). Es ist zweckmäßig, zuerst mit den Strahlentherapeuten auf Grund der Akten die Indikation zu besprechen und erst wenn diese gegeben ist, den Patienten zuzuweisen. Der Patient soll über die Folgen der Bestrahlung auf seinen Allgemeinzustand informiert werden. Über die Art, die Dauer und die Durchführung der Strahlentherapie sowie die nötigen Kontrollen entscheidet der Facharzt.

Chemotherapie

Bei Magen-Darm-Carcinom ist als einziges Medikament *5-Fluorouracil* wirksam. Es hemmt die Synthese der Desoxyribonucleinsäuren und induziert fehlerhaft strukturierte Ribonucleinsäuren in der Krebszelle.

Indikation s. Tabelle 6

Palliativtherapie vor allem von Colon- und Rectumcarcinomen, dann auch Magen-, Pankreas- und Lebercarcinom. Die Therapie erzielt bei schmerzhaften Tumoren und bei Metastasen Schmerzlinderung, durch Rückbildung der Tumorgröße Besserung von Obstruktion.

Rezidivprophylaxe

Die Chemotherapie maligner Prozesse ist erfahrungsgemäß dann am erfolgreichsten, wenn die Zahl der malignen Zellen klein ist (Abb. 4).

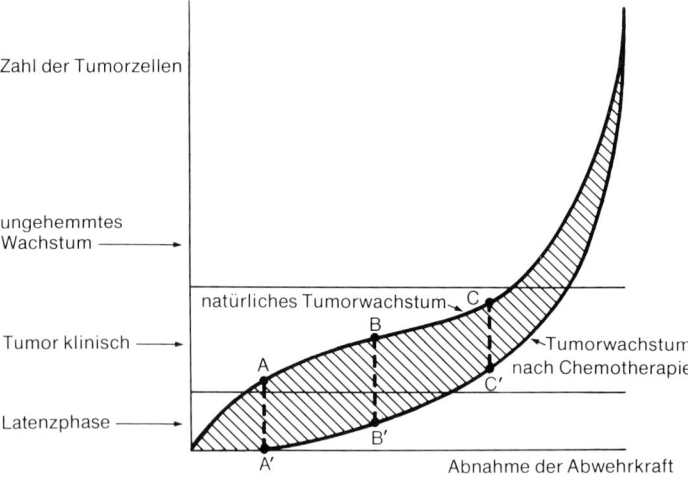

Abb. 4. Tumorchemotherapie – Modellvorstellung. Chemotherapie verschiebt die Tumorwachstumskurve nach unten. Bei A ist Heilung noch möglich (A' = Tumorwachstum 0). Wird durch Operation die Tumormasse von C auf A reduziert, so kann die Chemotherapie die noch verbliebenen Carcinomzellen eliminieren. Ist aber der Tumor (bei B) klinisch manifest, so ist keine Heilung mehr möglich

Die angegebene Modellvorstellung ist die Grundlage einer Chemotherapie nach Resektion jeden Carcinoms. Ob damit die 5-Jahres-Heilung oder die Länge der Rezidivfreiheit verbessert wird, ist zum jetzigen Zeitpunkt nicht bekannt.
Der Wert der Rezidivprophylaxe ist umstritten.

__Dosierung von 5-Fluorouracil__

Die perorale Therapie mit Trinkampullen scheint ebenso wirksam zu sein und hat weniger Nebenwirkungen als die intravenöse.

Initialtherapie

15 mg/kg/KG (max. 1 g/Tag) entweder als Trinklösung oder in Infusion (5% Glucose 500 ml jeden 2. Tag) während der 1. Woche, dann 1mal wöchentlich oder $^1/_2$ Dosis 2mal wöchentlich. Die Therapie muß bis zum Auftreten von Nebenwirkungen geführt und dann unter entsprechender Reduktion von Dosis und Applikationsintervall weitergeführt werden.

Dauer der Therapie

Bei fortgeschrittenem Carcinom bis zum Auftreten des erwünschten Palliativeffektes, danach Dauertherapie. Als Rezidivprophylaxe bis CEA sich normalisiert hat oder falls von Anfang an normal, 6–8 Wochen.

Kontrollen des Blutbildes

Während der Behandlung: Leukocyten und Thrombocyten 2mal pro Woche, bei Absinken täglich. Differentialblutbild anfangs 1mal wöchentlich, später alle zwei Wochen.

Nebenwirkungen

Nausea, Diarrhoe, Stomatitis. Bei Auftreten von Leuko- oder Thrombopenie oder Nebenwirkungen Absetzen der Therapie bis zur Normalisierung der Befunde, dann Wiederbeginn mit $^1/_2$ Dosis.

1.5.3. 3. Phase: Vom Auftreten des Rezidivs bis zum Tod

Die 2. Phase fällt bei fortgeschrittenen Carcinomen weg, die 3. Phase schließt dann an die erste an. Was in der Besprechung der 2. Phase über Aufklärung des Patienten, über Strahlen- und Chemotherapie gesagt wurde, gilt sinngemäß auch hier. Die Patienten sind jetzt schwer krank.

Hospitalisation oder Behandlung zu Hause

Der Patient soll da sein dürfen, wo er es am besten hat. An sich ist die Behandlung zu Hause anzustreben. Man darf von den Angehörigen einen gewissen Opferwillen verlangen. Andererseits gibt es Patienten, die aus einem Rachegefühl heraus oder weil es ihrem Temperament entspricht, ihre Angehörigen tyrannisieren. Hier muß der Arzt gelegentlich autoritär einschreiten. Bei monatelangem Krankenlager ist ein vorübergehender Spitalaufenthalt für Entspannung aller Beteiligten wohltuend.

Hospitalisation ist erforderlich,
- wenn abgeklärt werden soll, ob Symptome auf einem Carcinomrezidiv beruhen
- zu einem Palliativeingriff
- wenn die Schmerzen des Patienten mehrmals tägliche Injektionen erforderlich machen
- wenn die Flüssigkeitsaufnahme oral nicht mehr möglich ist
- wenn die Gefahr von Decubitus besteht
- wenn Ileus auftritt
- wenn die häuslichen Bedingungen eine genügende Hygiene nicht gewährleisten.

Das Sterben soll nicht unnötigerweise in der Anonymität des Spitalzimmers erfolgen. Die Angehörigen brauchen aber auch nicht die oft grauenvolle Agonie mitzuerleben.

Symptomatische Therapie

Man behandle primär alle auftretenden Symptome als banal und zeige sich nicht sogleich alarmiert.

Schmerzen: Bestrahlung und Chemotherapie falls möglich.

Analgetica: Man beginne mit den leichteren Schmerzmitteln, kombiniere bald mit Phenothiazinen und Benzodiazepinen. Morphin und Morphinderivate nie ohne Psychopharmaka geben. Morphinderivate wirken zweifellos am besten und sollen, wenn nötig, in reichlichem Maße gegeben werden. Die destruierende Wirkung auf die Persönlichkeit ist aber gerade bei geschwächten Patienten ausgeprägt, weshalb Zurückhaltung angezeigt ist, solange der Patient geistig noch aktiv ist.

Einige Medikamente

Gute Kombinations-präparate	Treupel Saridon Cibalgin
Stärkere Analgetica:	Fortalgesic Glifanan
Betäubungsmittel:	Dolantin Morphin (als Guttae albae, Guttae spasmolyticae oder parenteral) Cliradon Dilaudid
Psychopharmaka:	Zur Verlängerung und Verbesserung der Wirkung von Betäubungsmitteln eignen sich besonders: Prazine Phenergan Nozinan Gegen Schmerzen wirkt günstig die Kombination: Tofranil und Nozinan

Kleine Dosen von Antidepressiva (s. S. 60) sind hilfreich.

Inappetenz, Gewichtsabnahme, Adynamie mit dem Endzustand der Tumorkachexie lassen sich nicht wirklich behandeln. Man verfalle weder in therapeutischen Nihilismus noch in Polypragmasie, sondern gebe ein placeboähnliches Medikament und Diätvorschriften, die aufmunternd wirken sollen und dem Patienten das Gefühl geben, umsorgt zu sein.

Die letzte Lebensphase

Neben der symptomatischen Therapie ist die Aufgabe des Arztes *die Unterstützung der Familie* durch praktische Anweisungen in der

Pflege: Wo gibt es welche Hilfsmittel; Verhalten gegenüber dem Patienten; möglicher Sterbezeitpunkt; Benachrichtigung der Angehörigen. Mit Ehefrauen über Finanzlage reden (sie wissen, jedenfalls in der Schweiz, oft nicht Bescheid).

Gespräch mit dem Patienten

Die meisten Patienten wünschen keine tiefschürfenden Gespräche. Der Arzt soll auf den Patienten eingehen und zuhören. Über die Symptome hinaus kann man während der oft zahlreichen Krankenbesuche sich allmählich in das ganze Leben des Patienten einweihen lassen: über Erlebtes und Vermißtes, wie er seine Tage ausfüllt, wobei man ihn zu noch möglichen Aktivitäten ermuntern kann, über Sorgen und Wünsche. Über alles, was mit dem bevorstehenden Tod zusammenhängt, ergibt sich das Gespräch von selbst oder nach einer Andeutung, daß wir, falls erwünscht, auch darüber zu sprechen bereit sind.

2. Differentialdiagnose

2.1. Schmerzen

Allgemeine Hinweise:
1. Bauchschmerzen sind ein häufiges Symptom.
2. Zwischen der Schwere der Ursache und der Schmerzintensität besteht keine feste Beziehung.
3. Auch psychoneurotische Menschen können organisch erkranken.
4. Psychische Veränderungen sind gelegentlich Begleitsymptom einer organischen Grundkrankheit.
5. Im Beginn einer akuten Erkrankung sind die objektiven Befunde oft gering.
6. Die Lokalisation des Schmerzes durch den Patienten (Magenschmerzen, Leberschmerzen) darf den Arzt nicht täuschen. Im Abdomen ist keine feste Zuordnung vom erkrankten Organ zur Schmerzlokalisation möglich. Nur bei umschriebener Peritonitis bezeichnen Défense und Entlastungsschmerz genau den Ort der Entzündung.
7. Schwierig ist die Beurteilung, wenn mehrere Krankheiten, vorbestehend reduzierter Allgemeinzustand und zahlreiche abnorme Befunde ein unzusammenhängendes Bild ergeben.

2.1.1. Akute Schmerzen

Je nach Intensität ist zu entscheiden, ob eine sofortige chirurgische oder medizinische Therapie erforderlich ist, ob die Beobachtung ambulant oder im Spital erfolgen soll und welche Untersuchungen rasch

Tabelle 7. Befunde, die zu weiterem Abwarten berechtigen

Symptome	Vermutliche Diagnose
• Typische Koliken	• Gallenkolik, Nierenkolik
• Schüttelfrost und Fieber (im Beginn der Erkrankung)	• Akute Pyelonephritis oder Pleuropneumonie
• Erbrechen und Diarrhoe	• Lebensmittelintoxikation (akute Gastroenteritis)
• Dysurie	• Harnwegsinfekt
• Wenn sich die Beschwerden in Anwesenheit des Arztes bessern	• Angst (zumindest als wichtiges zusätzliches Element in der Intensität der Schmerzen)
• Diffuse Druckdolenz ohne Défense	
• Normaler Puls und Blutdruck	
• Wenn die Diagnose klar ist und die Behandlung zu Hause erfolgen kann	

Tabelle 8. Befunde, die zur sofortigen Hospitalisation zwingen

- Schlechter Allgemeinzustand
- Schock
- Défense und Entlastungsschmerz (ein sicherer Hinweis auf eine Peritonitis)
- Hämatemesis oder Melaena
- Der Patient liegt ganz ruhig, trotz starker Schmerzen
- Alter des Patienten unter 5 oder über 60 Jahre bei andauernden Schmerzen
- Schmerzen bei der Palpation des Douglasschen Raumes (rectal)
- Absolute Arrhythmie
- Wenn die Beobachtung und Pflege des Patienten nicht gewährleistet sind
- Leukocytose über 10000
- Hepatomegalie (wenn sie nicht vorbestanden hat)
- Klingende Darmgeräusche
- Meningismus
- Bewußtseinstrübung

zu einer vorläufigen Diagnose führen (s. Tabelle 7 und 8). Haben wir uns entschlossen, einen Patienten zu Hause zu lassen, so ist der Patient bzw. die Angehörigen anzuweisen, jede Verschlechterung dem Arzt mitzuteilen. Ist der behandelnde Arzt in den folgenden 24 Std nicht erreichbar, so muß er dafür sorgen, daß ein Kollege informiert ist oder daß der Patient in ein Spital gebracht werden kann (Aufnahmearzt im voraus informieren).

Alle akuten Schmerzzustände des Abdomens, die sich zu Hause behandeln lassen, bessern sich innerhalb von 12 Std. Dauern sie länger an, so ist die Hospitalisation nötig, insbesondere bei andauernder Stuhl- und Windverhaltung, bei zunehmenden Schmerzen, abnehmendem Allgemeinzustand, persistierendem Erbrechen, ansteigendem Fieber. Immer im Zweifelsfalle und immer auf Wunsch des Patienten.

Weiteres Vorgehen nach Abklingen der Schmerzen: *Abklärung der Ursache.*

1. Rekapitulieren des Verlaufs der akuten Episode.
2. Erneute Befragung nach vorangegangenen Krankheitszeichen.
3. Erneute Untersuchung des Patienten.
4. Laboruntersuchungen: Urinstatus, rotes und weißes Blutbild, Senkung, Diastase im Urin (womöglich in den ersten 24 Std nach Erkrankungsbeginn), Amylase im Serum, Blutzucker, SGOT, SGPT, alkalische Phosphatase.

Auf Grund der Information 1–4 können wir folgende Diagnosen stellen:

Pneumonie

Pyelonephritis

Akute Gastroenteritis (Nahrungsmittelintoxikation)

Akute Enterocolitis

Urinverhaltung

Colonspasmen

Hepatitis

Pankreatitis

Hämolytische Krise

Diabetische Krise

Follikelsprung.

Wir entscheiden ferner auf Grund der Information 1–4, welche zusätzlichen Untersuchungen notwendig sind: z. B.

5. EKG

    Abdomenleerbild (Konkremente, Pankreasverkalkungen, Spiegelbildungen)

    Thoraxbild (Pleuropneumonische Prozesse)

    Gynäkologische Untersuchung

und werden dann weiter anordnen:

6. Cholecystographie

i.v. Pyelographie
Magen-Darm-Passage
Colonkontrasteinlauf.

Diese Untersuchungen werden wir anordnen, wenn sich aus einem Untersuchungsergebnis therapeutische Konsequenzen ergeben. Sind Untersuchungsergebnisse von 3 und 4 normal ausgefallen und geht es dem Patienten inzwischen wieder gut, so werden wir im Einverständnis mit dem Patienten die Untersuchungen 5 und 6 erst durchführen, wenn der weitere Verlauf dies erfordert.

2.1.2. Akutes Abdomen

Das akute Abdomen ist eine Notfallsituation. Die häufigsten Ursachen sind auf Abb. 5 aufgezeichnet. Das akute Abdomen ist gekennzeichnet durch Schmerzen, Défense und Entlastungsschmerz und all-

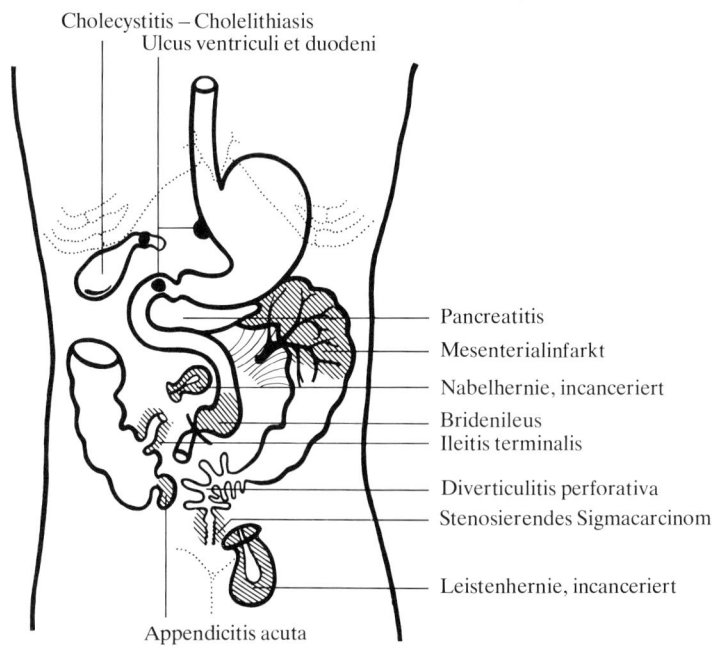

Abb. 5. Häufige Ursachen des akuten Abdomens

gemeinen Zeichen einer akuten Erkrankung. Unverzüglich werden folgende Notfalluntersuchungen durchgeführt:
EKG
Thoraxbild
Abdomenleeraufnahme im Stehen (bei zu kranken Patienten a.-p. und seitliche Aufnahme)
Leukozytose?
Hämoglobin
Urinstatus mit Diastase, Porphyrinnachweis.
Gleichzeitig mit diesen Untersuchungen wird die Therapie eines Schockzustandes oder einer Blutung aus dem Magen-Darm-Trakt eingeleitet und – unter fortwährender Beobachtung des Patienten – über den Zeitpunkt einer Operation in Zusammenarbeit zwischen Hausarzt und Chirurg entschieden.

Indikation für die Operation

- Défense und Entlastungsschmerz
- Klingende Darmgeräusche
- Leukocytose.

Kontraindikation für die Operation (s. auch Tabelle 9)

Tabelle 9. Akutes Abdomen: woran man oft nicht denkt

Ursache:	*Wichtigster Untersuchungsbefund:*
Hypoglycämie, Hyperglycämie	Blutzucker
Addison-Krise	Blutdruck, Pigmentation, Na^+, K^+
Hämolytische Krise	Blutbild
(Thalassämie v. a. bei Gastarbeitern)	
Herzinfarkt	*EKG*
Aneurysma der Aorta	Blutdruck, Thoraxbild (hart!) Auskultationsbefund
Mesenterialinfarkt	Alter. Schmerz zuerst, erst Stunden später Peritonismus
Akute Pyelonephritis	Urinbefund (kann bei einseitigem Prozeß mit Abflußhindernis normal sein)
Akute alkoholische Hepatitis	Vorangegangener Alkoholexzeß (wird verschwiegen) – Hepatomegalie Spider!

- Hepatomegalie
- Diastaseerhöhung
- Herzrhythmusstörungen
- Fehlende Femoralispulse
- Meningismus.

2.1.3. Chronische und rezidivierende Schmerzen

Bei zahlreichen Patienten führt die Untersuchung nicht zur Diagnose. Oft handelt es sich um eine atypische Manifestation der häufigen Krankheit mit falsch-negativem Untersuchungsbefund:
- Ulcus ventriculi (vor allem hochsitzendes Hinterwandulcus wird röntgenologisch oft übersehen)
- Rezidivierende, akute Appendicitis
- Coecumcarcinom
- Ileitis granulomatosa Crohn
- Gallensteine (röntgenologisch übersehen)
- Gallenblasencarcinom
- Pankreatitis.

Gelegentlich sind es Krankheiten, die der sorgfältigsten Diagnostik entgehen:
- Rezidivierende Intussusception bei Dünndarmpolypen
- Papillenstenose
- Pankreascarcinom
- Rezidivierende Pankreatitis
- Wurmbefall.

Vasculäre Erkrankungen:	Aortenaneurysma
	Angina abdominalis
	Rezidivierender Mesenterialinfarkt.
Ausstrahlende Schmerzen:	Intercostalneuralgie
	Discushernie
	Nervenwurzelkompression durch Tumor.
Schmerzen bei Angstneurose,	Depression und andere psychoneurotische Störungen.

Vorgehen zur Differentialdiagnose organischer und nicht-organischer Schmerzen (das häufigste Problem der täglichen Praxis)

Intuition, d. h. die Beurteilung der Gesamtpersönlichkeit auf Grund von Erfahrung und Einfühlungsvermögen, *sorgfältige Befragung* und *klinische Untersuchung* ergeben in den meisten Fällen die wahrscheinliche Antwort.

Die Befragung

Zuerst soll der Patient seine Beschwerden ungestört durch Zwischenfragen des Arztes während einiger Minuten beschreiben dürfen. Knappe und präzise Angaben haben hohen Informationsgehalt. Vom Patienten vermutete kausale Zusammenhänge müssen überprüft werden.

Zeitangabe

Je genauer der Patient spontan oder auf Befragen den Beginn der Schmerzen, deren Häufigkeit, Periodizität, Zeitpunkt des Auftretens im Verlaufe des Tages angeben kann, um so wahrscheinlicher ist eine organische Ursache.

Zusammenhang mit Nahrungsaufnahme

Nüchternschmerzen und Schmerzen, die mehr als 1 Std nach dem Essen auftreten, haben für die Patienten oft keinen Zusammenhang mit dem Essen. Schmerzen werden vom Patienten auch häufig auf ein bestimmtes Nahrungsmittel zurückgeführt und nicht auf die Nahrungsaufnahme als solche. Schmerzen bei leerem Magen deuten auf das Vorliegen einer Magenkrankheit hin. Schmerzen nach dem Essen sind dagegen selten durch eine Magenkrankheit bedingt.

Nächtliche Schmerzen

Schmerzen, die den Patienten nachts wecken sind meist organischer Natur. Davon zu unterscheiden sind Schmerzen, die unmittelbar nach dem Erwachen auftreten; sie hängen meist mit einer verstärkten Aktivität des Colons am Morgen zusammen und gehören in das Gebiet des irritablen Colons.

Schmerzen, die verbunden sind mit Völlegefühl, Blähung, Inappetenz,

Flatulenz, Gewichtszunahme oder Konstipation sind keine organischen Schmerzen.

Schmerzen, welche weder durch die Nahrungsaufnahme noch durch die Darmentleerung beeinflußt werden, haben ihre Ursache selten im Magen-Darm-Bereich. Man frage nach Zusammenhängen mit bestimmten Stellungen und Bewegungen (vertebragene, neurogene Schmerzen), nach Zusammenhängen mit körperlicher Betätigung (kardiale Schmerzen), nach Zusammenhängen mit der Menstruation (gynäkologische Prozesse machen nicht selten Oberbauchschmerzen). Man frage weiterhin nach typischen psychogenen Symptomen (s. Tabelle 21).

Es seien kurz 4 häufige Situationen beschrieben, um das von mir bevorzugte Vorgehen zu illustrieren:

1. Die Ursache der Schmerzen ist höchstwahrscheinlich organisch, aber wir haben sie nicht gefunden (s. S. 28). Im weiteren akute Schmerzen, deren Ursache zur Zeit der Untersuchung bereits behoben ist.
2. Die Ursache der Schmerzen ist höchstwahrscheinlich psychogen, aber der Patient will diese Erklärung nicht annehmen. Ich gehe in dieser Situation folgendermaßen vor: Erneute sorgfältige Befragung und klinische Untersuchung. Erneute Durchsicht der Laborbefunde und der Röntgenbilder. Besprechung mit dem Patienten über die möglichen Hintergründe der psychischen Störung; der Gründe, weshalb er die psychische Genese nicht akzeptieren will; welche Krankheit er zu haben befürchtet (s. auch S. 59).

Besteht weiter Unsicherheit, so führen wir eine erweiterte Untersuchung zur Carcinomfrüherfassung durch: Frauenarzt, Endoskopie, Thoraxbild, Wiederholung einer befriedigend durchgeführten Röntgenuntersuchung des Magen-Darm-Traktes.

Ist der Patient auch jetzt mit meiner (falls unveränderten) Beurteilung nicht einverstanden, so werden wir eine konsiliarische Beurteilung durch einen Kollegen veranlassen.
3. Die Symptome haben eine organische Ursache, sind aber durch psychosomatische Zusammenhänge unverhältnismäßig störend. Häufige Beispiele:
   – Ösophagusbeschwerden bei Hiatushernie
   – Colonspasmen bei Diverticulose
   – Bauchschmerzen bei Konstipation.

Zu dieser Gruppe gehören auch Patienten, deren Symptome nach einer Operation trotz behobener organischer Ursache persistieren. Vorgehen:
- Medikamentöse Therapie der organischen Störung
- Tranquilizer
- Besprechung mit dem Patienten: Die Beschwerden sind harmlos. Eine ideale Therapie gibt es nicht. Langdauernde Therapie (mit nur Teilerfolg) ist nötig.

Bei Diskrepanz zwischen harmlosem organischem Befund und intensiven Schmerzen ist die Operationsindikation streng und sorgfältig zu stellen.

4. Nach üblicher Abklärung bleibt die Ursache der Symptome unklar: *Beobachtung* und weitere Abklärung im Spital.
Verlaufskontrolle unter Therapieversuchen mit Antidepressiva oder mit Anxiolytica unter Beobachtung auch der sozialen Verhältnisse, Familienbeziehungen usw.

Einige Spezialfälle, die wegen ihrer Häufigkeit verdienen, gesondert erwähnt zu werden

Depressionen beginnen und enden häufig mit Magen-Darm-Symptomen, oft begleitet von Erbrechen, Inappetenz, Völlegefühl und Konstipation. Gerade bei diesen Patienten ist eine sehr sorgfältige klinische und röntgenologische Untersuchung des Magen-Darm-Kanals, der Gallenblase und weiterer Organe angezeigt. Fallen sie normal aus, dann erst dürfen die Schmerzen der Depression zugeschrieben und der Patient dem psychiatrischen Kollegen anvertraut werden (s. S. 60).

Chronische Appendicitis ist keine Ursache von Symptomen. Bei rezidivierenden rechten Unterbauchschmerzen wird man nur ausnahmsweise eine Appendektomie empfehlen, wenn die Appendicitis nicht erwiesen ist. Das Risiko der Operation ist verschwindend klein im Verhältnis zum Risiko einer zu spät diagnostizierten Appendicitis. Es ist dem Patienten aber von vornherein klar zu machen, daß es sich hier um eine „prophylaktische" Maßnahme handelt und daß seine Beschwerden damit wahrscheinlich nicht verschwinden werden.

„Pensionatsyndrom"
Unterbauchschmerzen mit Konstipation, Gewichtszunahme und Amenorrhoe ist ein häufiges „Syndrom" bei Mädchen, die ein Jahr in einem Pensionat verbringen. Die Zahl der unnötigen Appendektomien ist groß. Mädchen mit Pensionatsyndrom gehören ins Elternhaus zurück. Sie sind noch zu stark an das Elterhaus gekettet und müssen auf den Schritt in die Welt behutsamer vorbereitet werden.
Bauchschmerzen bei Kindern haben wahrscheinlich häufiger als diagnostiziert eine organische Ursache. Bei gutem Allgemeinzustand nach der Schmerzepisode, bei normaler Wachstumskurve und normalem Gewicht wird man sich mit einfachen Abklärungen (Palpation, Urinstatus, Hämoglobin, Eosinophilie, Suche nach Darmparasiten) begnügen und symptomatisch behandeln. Keine Diät! Keine Einschränkung der normalen Betätigung!

2.2. Magen-Darm-Blutungen

Aus praktischen Gründen können diagnostische Abklärung und Therapie der Magen-Darm-Blutungen nicht getrennt werden, so daß wir das Vorgehen gemeinsam besprechen.
Hämatemesis und Melaena sind immer bedrohliche Ereignisse, da auch bei anfänglich geringfügiger Blutung jederzeit eine massive Blu-

Tabelle 10. Häufige Quellen von Magen-Darm-Blutungen

Ulcus duodeni
Erosive Gastritis
Hämorrhoiden
Ösophagusvaricen
Hiatushernie und Ösophagitis
Ulcus ventriculi
Polypen des Colons
        des Magens
        des Dünndarms
Colitis ulcerosa
Diverticulose
Carcinom
Mallory-Weiss-Syndrom (Mucosariß im Cardiabereich nach Erbrechen)

Tabelle 11. Seltene Ursachen von Magen-Darm-Blutungen

Ischämische Colitis
Hämorrhagische Diathese
Mecklsches Divertikel
Urämie
Invagination
Gefäßanomalien und Vasculitiden
Fremdkörper
Pseudoxanthoma elasticum
Urticaria des Magens

tung und Verblutung erfolgen kann. Tatsächlich ist die Verblutung selten, aber das Risiko zwingt uns, bei jeder Magen-Darm-Blutung unverzüglich Abklärung und Therapie durchzuführen. Dazu gehören 4 Maßnahmen:
1. Normalisieren des intravasculären Volumens
2. Feststellung der Höhe der Blutung
3. Erkennen der Blutungsquelle (s. Tabelle 10 und 11)
4. Stillen der Blutung.

2.2.1. Normalisieren des intravasculären Volumens

Auf die Angabe des Patienten, wieviel Blut er verloren hat, ist kein Verlaß. Die Angabe eines Schwächezustandes oder einer Ohnmacht nach Melaena bedeutet aber einen Verlust von 1–1,5 l Blut. Es besteht Schockgefahr. Man stecke eine Infusion mit einer großkalibrigen Nadel, oder plaziere einen Katheter in zentralvenöse Stellung zur fortlaufenden Kontrolle des Venendrucks als verläßlichsten Gradmesser des zirkulierenden Blutvolumens. Blut wird entnommen für Blutgruppenbestimmung und Kreuzprobe, für die Bestimmung des Hämatokrit, Harnstoff und Prothrombinzeit. Bei Blutdruckabfall ist ein Blasenkatheter einzuführen, um die stündliche Urinausscheidung messen zu können. Bis Blut zur Verfügung steht, wird eine isoosmotische Kochsalzlösung infundiert, evtl. PPL oder Dextran 70 (max. 1 l in 24 Std). Vollblut wird gegeben, sobald die Teste einwandfrei durchgeführt sind, auch wenn die Schockzeichen bereits behoben sind. (Allgemeine Richtlinien zur Behandlung eines hypovolämischen Schocks s. in Koller, Nagel, Neuhaus: Notfallsituationen in der Inneren Medizin. Stuttgart: Thieme-Verlag 1974.

2.2.2. Feststellen der Blutungshöhe

Hämetemesis beweist, daß die Blutungsquelle oberhalb des Treitzschen Ligaments liegt, was aber auch bei reiner Melaena der Fall sein kann. Bei jeder massiven Blutung wird daher eine Magensonde eingelegt und in der Aspirationsflüssigkeit festgestellt, ob Blut vorhanden ist. Wenn der Patient Angaben macht über ein früheres Ulcus, über Alkoholismus, Aspirineinnahme, über seit längerer Zeit bestehende Magen-Darm-Symptome oder wenn eine Cirrhose besteht, so ist der obere Gastrointestinaltrakt mit größter Wahrscheinlichkeit die Blutungsquelle. Colitis ulcerosa oder andere Darmkrankheiten in der Anamnese oder eine Veränderung in den Defäkationsgewohnheiten lenken die Aufmerksamkeit auf eine Blutungsquelle im Dickdarmbereich. Die klinische Untersuchung bringt selten einen zusätzlichen Befund: Spider naevi, Hepatomegalie, Splenomegalie, hämorrhagische Diathese. Die rectale Untersuchung kann u. U. die Blutungsquelle erkennen lassen. Man hüte sich davor, bei massiver Blutung Hämorrhoiden als einzige Blutungsquelle anzunehmen. Die Rektoskopie gehört zu den Routineuntersuchungen. Die meisten Darmcarcinome liegen im Bereiche des rektoskopisch überblickbaren Darmabschnittes. Carcinome bluten selten massiv. Die Colonoskopie hilft bei akuter Blutung wenig, da es nicht gelingt, den Darm genügend rasch zu reinigen. Vor der Operation muß die Höhe des Blutverlustes bekannt sein, auch wenn die Blutungsquelle sich nicht hat feststellen lassen.

2.2.3. Erkennen der Blutungsquelle (s. Tabelle 10 und 11)

Endoskopie und Angiographie haben wesentlich zur raschen Erkennung und Lokalisation der Blutungsquelle beigetragen. Die Angiographie ist nur in spezialisierten Zentren durchführbar. Sie ist diagnostisch sicher, wenn der Blutverlust 0,5 ml/min übersteigt. Je nach Möglichkeiten und Organisation wird das Vorgehen in den einzelnen Zentren verschieden gehandhabt. Die Ösophago-Gastro-Duodenoskopie hat nach unserer Erfahrung die größte Treffsicherheit in der Erkennung der blutenden Läsion und wird daher in erster Linie durchgeführt. Anschließend, falls notwendig, erfolgt die Röntgenuntersuchung. Dabei ist aber zu berücksichtigen, daß die Einnahme einer größeren Bariummenge die nachfolgende Angiographie unmöglich macht. Auch wenn durch die Endoskopie oder Angiographie die Blutungsquelle gesichert ist, empfiehlt es sich, die Röntgenuntersuchung nachzuholen. Damit läßt sich die Ausdehnung des abnormen Prozesses am genauesten feststellen, und es mögen sich zusätzliche Informationen ergeben über Befunde, die bei den Notfalluntersuchungen nicht erhoben worden sind.

2.2.4. Stillen der Blutung

Zweckmäßige Behandlung setzt voraus, daß die Blutungsquelle gefunden wurde.
Ösophagusvaricen s. S. 152ff.
Blutende Ulcera reagieren auf Bettruhe, allgemeine Sedation und Antacida. Magenspülungen mit kalter Kochsalzlösung werden häufig angewendet. Die Wirksamkeit dieser Maßnahme ist unbewiesen. Bei persistierender Blutung ist die operative Therapie angezeigt, wenn mehr als 5 Flaschen Blut während des Spitalaufenthaltes gebraucht werden oder wenn die Blutung über 24 Std andauert.
Massive Blutungen aus dem Darm bei älteren Patienten sind gelegentlich eine Folge von *Diverticulose*. Wenn die Blutung nicht von selbst aufhört, ist die Operation angezeigt, auch wenn der Allgemeinzustand des Patienten nicht der beste ist. Operationsrisiko und Risiko weiteren Blutverlustes sind sorgfältig abzuwägen. Wenn die Blutung aus der Diverticulose sistiert, ist ein Rezidiv eher selten.
Massive Blutungen aus Hämorrhoiden sind selten und kein einfaches Problem. Die retrograde Blutung ins Colon kann bei der Rektoskopie Verdacht auf eine höhergelegene Blutungsquelle erwecken. Die blutende Hämorrhoidalarterie ist rektoskopisch oder anuskopisch schwierig zu finden. Erst die Spreizung des Analkanals zeigt die arterielle Blutung. Ist die Blutungsquelle eruiert, so genügt es, manuell oder durch Einlage eines Tampons zu komprimieren. Nur selten ist die notfallmäßige Hämorrhoidektomie notwendig.
Blutungen bei Kindern treten am häufigsten bei Meckelschem Divertikel auf, außerdem bei Polypen und Intussusception.
Wenn alle diagnostischen Mittel versagt haben und der Patient weiter blutet, so ist die *Laparotomie oft die letzte diagnostische und therapeutische Maßnahme.*

2.3. Ikterus (s. Abb. 6)

Anamnese (s. Tabelle 12, S. 38/39), klinische Untersuchung (s. Tabelle 13) und einfache Laborbefunde (s. Tabelle 14): Urin (Urobilinogen und Bilirubin), Serum (SGOT, SGPT, Bilirubin, alkalische Phosphatase) ermöglichen die Diagnose in 9 von 10 Fällen.
Schwierigkeiten bei der Erstuntersuchung lösen sich häufig nach wenigen Tagen der Verlaufskontrolle auf. Probleme stellt der sogenannte cholostatische Ikterus, wenn sich klinisch und labormäßig die Zeichen des Leberzellschadens und des Verschlusses die Waage halten.

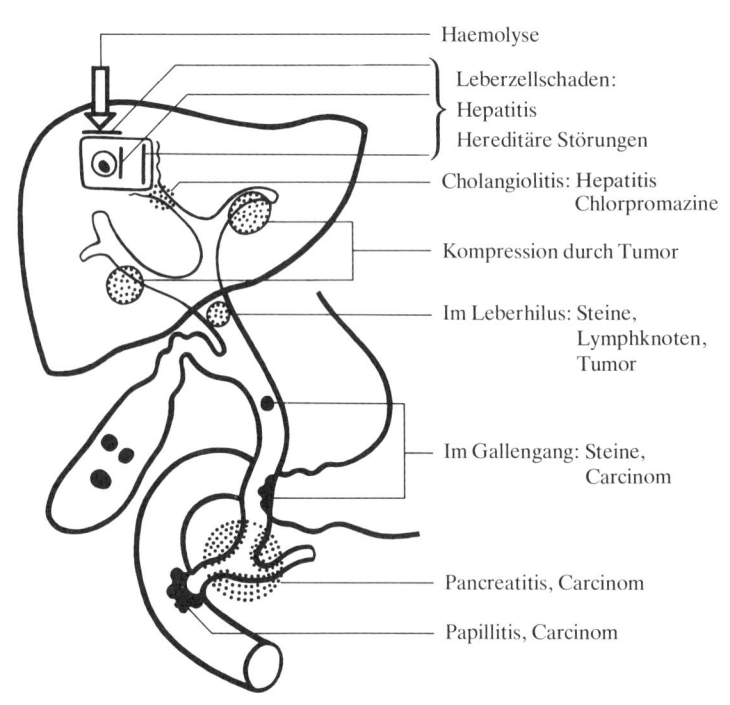

Abb. 6. Differentialdiagnose des Ikterus

Tabelle 13. Differentialdiagnose des Ikterus: Klinische Befunde

	Virushepatitis	Medikamentöser Leberschaden	Cirrhose	Choledocholithiasis	Carcinom-Verschluß
Krank	meist ausgesprochen	mäßig	wenig	bei Leberbeteiligung	nein
Fieber	hoch oder normal	subfebril	normal	normal oder septisch	normal
Alter	eher jung	jung bis mittel	mittel	über 40	meist älter
Ikterus	leicht bis intensiv	variabel	gering	ansteigend	allmählich ansteigend bis sehr stark
Leber	vergrößert und druckdolent	geringe Hepatomegalie	knotig und derb	normalgroß aber dolent	mäßig vergrößert Metastasen
Gallenblase	dilatiert nicht palpabel	normal	normal	gelegentlich palpabel	„Courvoisier"
Milz	gelegentlich vergrößert	normal	vergrößert	normal	normal
Palmarerythem	vorhanden	0	ausgeprägt	0	0
Ascites	spät bei schwerstem Verlauf	0	bei portaler Hypertension	0	bei Metastasen
Spider naevi	0	0	bei portaler Hypertension	0	0

Tabelle 12. Differentialdiagnose des Ikterus: Anamnese

	Virushepatitis	Medikamentöser Leberschaden	Cirrhose	Choledocholithiasis	Extrahepatischer Verschluß durch Carcinom
Hepatitis vor 1–5 Jahren			+		
Medikamentöse Therapie		Phenothiazine Tetracycline MAO-Hemmer Halothan Androgene Steroide u. a.			
Grippöses Prodromalstadium	+				
Vorangegangene Koliken				+	
Ikterus = 1. Symptom				+	+ Ikterus oft Spätsymptom bei Pankreascarcinom
Allgemeines Krankheitsgefühl	+	+		(+)	(+)

Ikterus rasch zunehmend	+			
Ikterus langsam zunehmend		+		+
			+	
Ikterus wechselnd			+	+
Schmerzen	dumpf	−	−	Koliken oder −
Alkoholismus			+ nach einem alkoholischen Exzeß oder im Endstadium bei dekompensierter Cirrhose	−
Pruritus	+ −	+	−	+
			+	
Gewichtsabnahme	−	−	+ oder −	+ oder −
			+ oder −	

Tabelle 14. Laborbefunde bei Ikterus

Urobilinogen im Urin

vermindert:	Verschluß (kein Bilirubinübertritt in den Darm)
	Antibioticatherapie (Fehlen der Darmbakterien – Kein Abbau von Bilirubin zu Urg.)
	Diarrhoe (verminderte Resorption aus dem Darm)
	Aplastische Anämie (verminderter Bilirubinanfall)
vermehrt:	Hämolyse (vermehrter Bilirubinanfall)
	Leberzellschaden (Urobilinogenübertritt aus dem Blut in die Galle vermindert)

Bilirubin im Urin (nur verestertes Bilirubin kann renal ausgeschieden werden)

positiv:	Cholestase (Rückdiffusion von Bilirubinglucuronid aus der Leberzelle ins Blut)
negativ:	Hämolyse – prähepatischer Ikterus (nur unverestertes Bilirubin vermehrt)

Bilirubin im Stuhl
  Fehlt bei Verschluß
  Vermehrt bei Hämolyse
Bilirubin im Serum
  direktes B. vermehrt: Verschluß, Hepatitis
  indirektes B. vermehrt: Hämolyse
  (bei längerdauerndem Ikterus ist diese Unterscheidung wertlos)
SGOT/SGPT
  stark erhöht (über 300 E):
    akute Virushepatitis
    Intoxikation
  mäßig erhöht (50–300 E):
    subakute Virushepatitis (im Beginn – in Abheilung)
    Mononucleose
    Cholangiohepatitis (bei Verschluß)
  leicht erhöht:
    alle Leberkrankheiten im Beginn oder in Abheilung
    chronische Hepatitis
    Leberzirrhose
    Lebermetastasen
    nach Gallenkolik
    bei Pancreatitis
    Leberbeteiligung bei Allgemeinkrankheiten

normal:
   Icterus juvenilis (Gilbert = Meulengracht)
   Hämolyse
   Lebercirrhose
   Metastasenleber
   Pancreascarcinom
   Dubin Johnson

Alkalische Phosphatase
(gleichsinnig verhalten sich: Leucinaminopeptidase und 5-Nucleotidase)

stark erhöht:	Cholostase Biliäre Cirrhose
mäßig erhöht:	Mononucleose, Hepatitis, Cirrhose Lebermetastasen
normal:	Hämolyse Icterus juvenilis (Gilbert = Meulengracht) Reiner Leberzellschaden durch Toxine und Medikamente

2.3.1. Anamnese (s. Tabelle 12)

Alle Formen des parenchymatösen Ikterus sind mit einer allgemeinen Malaise verbunden. Die Störung des Allgemeinbefindens, die Intensität des Ikterus und die pathologischen Leberfunktionsproben gehen meistens parallel. Es ist wichtig, nach dem Befinden vor Ausbruch des Ikterus zu fragen.

Schmerzen vor Beginn des Ikterus sowie Koliken in der Anamnese sprechen für Steinverschluß. Schmerzloser Ikterus mit oder ohne Palpationsbefund spricht für tiefen extrahepatischen Gallengangsverschluß. Heftige Schmerzen begleiten oft die akute alkoholische Hepatitis nach Alkoholexzessen.

Die *Anamnese* muß auch die Zeit unmittelbar vor Beginn der Erkrankung genau erforschen, insbesondere auf Medikamenteneinnahme, auf möglichen Alkoholismus, Drogenabusus. Man frage nach Koliken, welche unter Umständen viele Jahre zurückliegen können. Man frage, wie sich die Farbe des Urins im Beginn der Erkrankung verändert hat.

2.3.2. Abklärung des cholostatischen Ikterus

Am Anfang

Anamnese und klinische Untersuchung:
- Koliken, gestaute Gallenblase, bekannte Lithiase
- Alkohol
- Medikamente
- Drogenabusus
- Fieber und Malaise.

Labor

Unter den Laboruntersuchungen ist es besonders wichtig, neben den üblichen Leberfunktionsproben die Elektrophorese durchzuführen, die einzelnen Gerinnungsfaktoren und das Australia-Antigen zu bestimmen.
Bleibt die Diagnose unklar, werden die Leberfunktionsproben in den ersten 2 Wochen zweimal wöchentlich wiederholt. Ein Abdomenleerbild orientiert über evtl. Steine, eine Magen- und Duodenalpassage über Magenausgang und Duodenum. Nach Ablauf von 2 Wochen ist die *Leberbiopsie* indiziert, deren Interpretation oft Schwierigkeiten bereitet. Bleibt die Diagnose unklar, so ist eine der folgenden Untersuchungen durchzuführen: Laparoskopie, percutane Cholangiographie, retrograde Cholangiographie, wobei die Wahl der Untersuchung von der Erfahrung des Untersuchers abhängt.

2.3.3. Autoimmunphänomene

Antikörper gegen glatte Muskulatur werden bei 40% der Patienten mit chronisch-aggressiver Hepatitis sowie im Beginn der banalen Virushepatitis bei etwa 80% der Erkrankten gefunden. Es handelt sich um eine für Hepatitis nicht spezifische Reaktion. Der Nachweis von Antikörpern gegen glatte Muskulatur im Verlauf einer Hepatitis weist aber auf den Typus der chronisch-aggressiven Hepatitis hin, da er bei der banalen persistierenden Hepatitis nicht vorkommt. Er hilft auch zur Differenzierung der chronischen Hepatitis von primär biliärer Cirrhose.

Antinucleäre Antikörper und LE-Phänomen deuten ebenso wie Antikörper gegen glatte Muskulatur auf chronische Hepatitis vom lupoiden Typ hin.

Antimitochondriale Antikörper: Typischer Befund bei primär biliärer Cirrhose.

2.4. Gewichtsabnahme (s. Tabelle 15)

2.5. Gewichtszunahme (s. Tabelle 16)

Tabelle 16. Ursachen von Gewichtszunahme

Zuviel Essen	s. unter Psychosomatik S. 56
Zuviel Essen	
Zuviel Essen	
Zuviel Essen	
Zuviel Essen	
Ödeme jeder Genese	
Hypothyreose	selten
Hyperinsulinismus	selten
Hypogonadismus	selten
Hypophysäre Fettsucht (Cushing u. a.)	selten

2.6. Dysphagie (s. Tabelle 17)

S. auch unter Ösophagus, S. 68 ff.

2.7. Erbrechen (s. Tabelle 18)

Anamnese, klinische und otoneurologische Untersuchung, gleichzeitig vorhandene Symptome wie Diarrhoe, Schmerzen, Fieber, Schwindel und Kopfschmerzen leiten rasch auf die richtige Spur.
Laborbefunde: Damit lassen sich sowohl Ursache als eventuelle Folgen des Erbrechens erfassen und die entsprechende Therapie einlei-

Tabelle 15. Ursachen von Gewichtsabnahme

Ursache	Pathogenese			
	Vermehrter Calorienbedarf	Verminderte Calorienzufuhr	Verminderte Auswertung	Flüssigkeitsverlust
Akute Infektionskrankheiten		+		
Unterernährung		+		
Stenosen im Ösophagus oder Magen		+		
Pankreas- oder Magencarcinom	+	+		
Anorexia nervosa		+		
Chronische Allgemeinkrankheiten				
Reticulosen	+	+		
Maligne Tumoren	+	+		
Kollagenosen	+	+		
Malabsorption				
Sprue			+	+
Pankreasinsuffizienz			+	+
Status nach Magenoperation		+	+	
Dickdarmcarcinom	+			
Chronische Infektionskrankheiten	+	+		+
Sepsis lenta	+	+		+
Tuberkulose	+	+		+
Brucellose u. a.	+	+		+
Cholelithiasis		+		
Ulcus ventriculi und duodeni		+		
Endokrine Ursachen				
Hyperthyreose	+			
Addison	+	+		
Diabetes mellitus			+	+

Tabelle 17. Ursache von Dysphagie

Mechanische Ursachen:	Ösophagusstenose durch Carcinom, Striktur durch Gefäßmißbildung: Dysphagia lusoria Ösophagusdivertikel Paraösophageale Hernien
Funktionelle Ursachen:	Achalasie Kardiospasmus Diffuser Spasmus Ösophagitis Status nach Vagotomie
Neurologische und neuromuskuläre Ursachen:	Sklerodermie Myasthenia gravis Myotomia Steinert (Pseudo) Bulbär-Paralyse
Psychogene Ursachen	

Tabelle 18. Ursachen von Erbrechen

Vestibulär	Reisekrankheit Ménière-Syndrom	
Brechzentrum	Cerebrale Durchblutungsstörungen Hirndruck	Urämie Digitalis
Hormonal	Gravidität Hyperparathyreoidismus Hyperöstrogenismus Addison-Krisen Diabetes	PAS Cytostatica u. a.
Pharynx	Direkte Reizung	
Magen	Ausgangsstenose Akute und chronische Gastritis Gastroenterocolitis Alkoholexzeß	
Dünndarm	Stenose	
Peritoneum	Peritonitis Hepatitis? Pyelitis	

ten. Urin: Zucker und Ketokörper – Blutzucker zum Ausschluß von Diabetes mellitus. SGOT, SGPT zum Ausschluß einer Hepatitis. Kreatinin, Harnstoff, Natrium zum Ausschluß einer renalen Insuffizienz. Bestimmung der Elektrolyte, von Hämoglobin und Hämatokrit geben Aufschluß über Flüssigkeits- und Elektrolytverluste.

2.7.1. Metoclopramidtest

Metoclopramid (Paspertin, Primperan) ist das wirksamste Medikament zur Behandlung von Erbrechen, dessen Ursache im Brechzentrum oder im Magen-Darm-Bereich liegt oder welches durch Medikamente verursacht wird. Es hat keinen Einfluß auf Erbrechen hormonaler oder vestibulärer Genese. Verschwindet das Erbrechen nach intravenöser oder oraler Gabe von Metoclopramid, so ist eine hormonale oder vestibuläre Genese ausgeschlossen; verschwindet es nicht, so ist eine solche Genese wahrscheinlich.

2.7.2. Einige Spezialfälle

Psychogenes Erbrechen: Wiederholtes Erbrechen, häufig am Morgen, oft während oder kurz nach dem Essen, gleichzeitig Widerwillen vor dem Essen. Der Allgemeinzustand ist gut und das Gewicht konstant. Nervöse Spannung des Patienten ist offensichtlich (s. unter Psychosomatik S. 56).

Rezidivierendes Erbrechen ohne erkennbare Ursache: Man suche nach:

1. intermittierender Stenose im Magen-Darm-Kanal, z. B. gestielter Polyp mit gelegentlicher Pylorusstenose, rezidivierende Dünndarminvagination, Ascariden;
2. Migräne oder Epilepsie: EEG und neurologische Abklärung;
3. cyclisches Erbrechen von Kindern: Ursache unbekannt. Heftiges Erbrechen anfallsweise 3–15mal/Jahr, Dauer 1–3 Tage, mit Kopfweh, Fieber und Bauchschmerzen. Beginn meist vor dem 6. Lebensjahr, endet in der Pubertät. Ausschluß von hirnorganischen Prozessen wichtig.

Befunde, welche nicht Ursache von Erbrechen sind

Hiatushernie, Hypo- oder Hyperacidität des Magensaftes, Duodenaldivertikel, arteriomesenteriale Duodenalkompression, Konstipation, Spondylarthrose des HWS sowie von den Patienten angeschuldigte „Diätfehler".

2.8. Diarrhoe (s. Tabelle 19)

2.8.1. Akute Diarrhoe

In der Differentialdiagnose der akuten Diarrhoe hilft Anamnese und Umgebungsuntersuchung meist am weitesten. Banale Infektionen heilen innerhalb von 24–48 Std ab. Dauern Diarrhoe und Erkrankung länger, so muß der Stuhl bakteriologisch untersucht, im Blutbild nach den Zeichen einer bakteriellen oder viralen Infektion (Leukocytose, Leukopenie, Eosinophile vermehrt oder vermindert) gesucht und die Agglutination auf Salmonellose durchgeführt werden. Hat der Patient Blut im Stuhl, so ist eine Rektoskopie auch im akuten Zustand möglich und nötig, während eine Röntgenuntersuchung bei akuter Diarrhoe erst nach Abklingen der akuten Symptome erforderlich ist, falls sich die Darmfunktion nicht vollständig normalisiert. Jede chronische Diarrhoe kann akut beginnen. Eine bisher latente Darmkrankheit (Colitis ulcerosa, Darmcarcinom u. a.) kann als akute Diarrhoe manifest werden.

2.8.2. Chronische Diarrhoe

Alle Krankheiten des Dünn- und des Dickdarms können – müssen aber nicht – mit einer chronischen Diarrhoe verbunden sein. Auf Grund der Anamnese teilen wir ein in funktionelle und organische Diarrhoen.

Tabelle 19. Differentialdiagnose der Diarrhoe

Erkrankungsform	Ätiologie	Verlauf, diagnostische Hinweise
Akut, ohne Allgemeinerkrankung	Psychogen (nervöse Diarrhoe)	s. S. 56
	Allergische Diarrhoe	Explosives Auftreten abhängig von der Aufnahme bestimmter Nahrungsmittel (selten)
Akut, mit Allgemeinerkrankung	Akute infektiöse Gastroenteritis (auch Paratyphus)	Meist Fieber, Erbrechen, Leibschmerzen, in schweren Fällen Zeichen von Wasser- und Kochsalzverlust
	Toxische Enteritis bei Vergiftung	Vorgeschichte, Erbrechen evtl. Kollaps
	Toxische Diarrhoen bei schweren Infektionskrankheiten	Schweres Krankheitsbild mit hohem Fieber und entsprechender Symptomatologie
	Cholera	Fast nur in den Tropen, „Reiswasserstühle", schwere Austrocknungserscheinungen
	Bacillenruhr	Blutig-schleimige Entleerung, Tenesmen, Zeichen von Kochsalz- und Wasserverlust
Chronisch, ohne Zeichen einer schweren Erkrankung	Colitis ulcerosa (leichte Form)	Meist Blut- und Schleimbeimengung zum Stuhl, seltener auch rein blutige Entleerung
	Amöbenruhr (Latenzstadium)	Fast nur in den Subtropen und Tropen, Durchfälle im Wechsel mit Obstipation, manchmal Leberschwellung
	Nach Magenresektion	Manchmal Magenbeschwerden nach jeder Mahlzeit (Symptome des „kleinen Magens")

Tabelle 19. Differentialdiagnose der Diarrhoe (Fortsetzung)

Pankreaserkrankungen		Fettstühle
	Basedow	Diarrhoen, häufig morgens
	Addison	Niedriger Blutdruck, Pigmentierungen
	Psychogene Diarrhoen	s. S. 56
	Dickdarmcarcinom	Diarrhoen mit Obstipation abwechselnd
	Diarrhoe bei Obstipation (falsche Diarrhoe)	Plötzliches Auftreten im Verlauf einer chronischen Obstipation, manchmal mit kolikartigen Leibschmerzen
Chronisch, mit den Zeichen einer schweren Erkrankung	Colitis ulcerosa (schwere Form)	Blutig-schleimig-eitrige Entleerungen, Anämie, beschleunigte Blutsenkung
	Amöbenruhr (schwere Form)	Blutig-schleimige (nicht-eitrige), manchmal fleischwasserähnliche Entleerung
	Sprue	Schaumig-voluminöse, übelriechende, fettreiche Stühle
	Darmtuberkulose	Fast immer Lungenbefund
	Mesenterialdrüsentuberkulose	Anämie, beschleunigte Blutsenkung, Bauchschmerzen
	Urämie	Harngeruch, evtl. hoher Blutdruck, Erbrechen, Somnolenz

Funktionelle Diarrhoen

Darmentleerungen beim Erwachen und in den folgenden Stunden. Im Verlaufe des Tages nach dem Essen. Nachts Ruhe. Keine Gewichtsabnahme. Keine Beeinträchtigung der Leistungsfähigkeit. Funktionelle Diarrhoe bedeutet: der Darm ist morphologisch normal. Die Ursache liegt außerhalb des Darmes. Am häufigsten handelt es sich um eine psychische Störung (s. S. 56).
Andere Ursachen: Hyperthyreose, Lactoseintoleranz, Cholelithiasis, Hypersekretion des Magens. Nach infektiöser Diarrhoe. Unbekannte Ursachen.

Organische Diarrhoen

Keine zeitliche Regel. Blutbeimengung im Stuhl. Bauchschmerzen. Allgemeine Krankheitszeichen. Gewichtsabnahme. Tenesmen.

Untersuchungen bei Diarrhoe

Die Röntgenuntersuchung sowohl des Dünndarms wie des Dickdarms ist bei längerer Diarrhoe immer indiziert und wird uns über die Diagnose Diverticulose, Carcinom, Tuberkulose, Ileitis oder Ileocolitis Crohn und Colitis ulcerosa informieren.
Die *Rektoskopie* gehört zur Routineuntersuchung bei jeder Diarrhoe. Sie erlaubt die Diagnose stenosierender Prozesse im Rektosigmoid und im Rectum und die sichere Erkennung einer Colitis ulcerosa, wobei die Probebiopsie aus der Rectumschleimhaut zu fordern ist, um zwischen Colitis ulcerosa und Ileocolitis Crohn unterscheiden zu können.
Bei normalem Ausfall der Röntgenuntersuchung und der Rektoskopie und wenn Steatorrhoe ausgeschlossen wurde (s. S. 51), ist noch an folgende Ursachen chronischer Diarrhoe zu denken:
- Diarrhoe nach Vagotomie oder Magenresektion.
- Diarrhoe nach Ileumresektion: Im Ileum werden die Gallensalze rückresorbiert. Fehlt die Rückresorption, werden die Gallensalze durch Darmbakterien dekonjugiert und führen zur sogenannten *choleretischen Diarrhoe.*

Choleretische Diarrhoe ohne Darmresektion bei beschleunigter Ileumpassage unbekannter Ursache und möglicherweise bei Erkrankung der Gallenblase.

- Diarrhoe bei Hyperthyreose, bei Carcinoidsyndrom, bei Hypersekretion des Magens und bei abnormer Sekretion der gastrointestinalen Hormone (s. S. 188ff.).
- *Psychogene Diarrhoe:* Diarrhoen von funktionellem Typ ohne Störung des Allgemeinzustandes. Theoretisch sollte diese Diagnose nur nach normalem Ausfall sämtlicher Untersuchungen gestellt werden. Andererseits ist die Anamnese oft so typisch, daß man bei gutem Allgemeinzustand auf ausgedehnte Untersuchungen verzichten, mit einer Psychopharmakotherapie beginnen und den Verlauf beobachten darf.

2.8.3. Steatorrhoe

Steatorrhoe ist die Folge von Malabsorption (s. Tabelle 20). Die typische Stuhlbeschaffenheit − voluminöse, klebrige, stark foetide Stühle − kann fehlen. Steatorrhoe ist auch ohne Diarrhoe möglich. Einzig die chemische Stuhlfettbestimmung erlaubt eine sichere Aussage. Sie erfordert das Sammeln der gesamten Stuhlmenge während 3 Tagen. Eine Steatorrhoe besteht, wenn der Fettgehalt des Stuhles 5–7 g/Tag übersteigt.

Tabelle 20. Ursachen der Malabsorption

Ursache	Diagnostischer Hauptbefund
1. Spruesyndrom	Zottenatrophie des Dünndarms (Dünndarmbiopsie)
2. Pankreasinsuffizienz	Lipasemangel im Duodenalsaft
3. Bakterielle Besiedlung des Dünndarms Blind loop Divertikel	Röntgenbefund Bakteriologie des Dünndarminhaltes
4. Vasculäre Insuffizienz	Anamnese Röntgen
5. Postoperativ nach Dünndarmresektion	Anamnese
6. Medikamentös: Neomycin	Anamnese
7. Parasiten	Stuhluntersuchung

Wegen der Schwierigkeiten der quantitativen Stuhlbestimmung wird oft direkt nach der *Ätiologie einer Malabsorption* gesucht: Funktionsteste des exokrinen Pankreas (s. S. 214), Dünndarmbiopsie (s. S. 211). Bei generalisierter Dünndarmkrankheit ist auch die Zuckerresorption pathologisch, was sich in pathologischem Ausfall der Xylosetests äußert (s. S. 215).

Bei schwerer Malabsorption ist das Röntgenbild des Dünndarms pathologisch, mit Ausflockung des Kontrastmittels, fehlender Schleimhautdarstellung, Dilatation des Dünndarms. Mehr als eine Verdachtsdiagnose kann aus dem Röntgenbild nicht gestellt werden.

Befunde bei Malabsorption

- Diarrhoe ~ Steatorrhoe
- Anämie (Folsäure-, Vitamin B_{12}-Mangel: megalocytär. Eisenmangel: microcytär, gemischt)
- Ödem (Albuminmangel)
- Tetanie, Osteomalacie (Vitamin D-Mangel)
- Laborbefunde (Blutbild, Lipide im Plasma, Vitamin K-abhängige Gerinnungsfaktoren, Ca^{++}, P^{---}, alkalische Phosphatase) analysieren die Folgen der Malabsorption. Die Ursache ist durch die Blutuntersuchung nicht feststellbar.

3. Die Krankheiten

3.1. Psychosomatik

Davenport – der bedeutende Physiologe – sagt, indem er den Einfluß des Essens auf die Magensekretion studiert:
„Essen ist ein weiter Begriff. Welch ein Unterschied zwischen der Mischung chemischer Extrakte, die in einem Labor durch die Sonde in den leeren Magen eines Medizinstudenten eingefüllt wird und dem Souper mit Champagner und Langusten in Gesellschaft einer holden Begleiterin."
Wer bezweifelt, daß die seelische Verfassung der Essenden unter den genannten beiden Bedingungen verschieden ist? Deshalb ist es auch sinnlos, den bedeutenden Einfluß des psychischen Befindens auf den Magen-Darm-Trakt zu bagatellisieren. Andererseits zeigt das Zitat auch, weshalb wir uns in der Psychosomatik auf dem Boden der Empirie befinden: Die psychophysiologischen Zusammenhänge sind eben nur unter Laborbedingungen studierbar.

3.1.1. Psychogen oder organisch?

Es gibt nur wenige Symptome, deren Genese eindeutig als psychogen oder organisch zu erkennen ist. Darüber hinaus schließen psychogene Symptome eine koinzidente Pathologie nicht aus. Nicht selten treten latente Symptome erst nach einer Aufregung in Erscheinung. Leider gibt es keine einfache Labormethode, mit welcher sich die psychogenen von den organischen Krankheiten abgrenzen ließen. Ja schon mit einem Krebstest wäre viel gewonnen, da damit wenigstens das

Problem der jahrelang als psychogen etikettierten Patienten, die dann an einem Carcinom sterben, gelöst wäre. Die Erfahrung solcher Krankengeschichten darf aber nicht ins andere Extrem führen, nämlich daß Patienten, bei denen die üblichen Untersuchungen nichts organisch Abnormes gezeigt haben und die unter Beschwerden leiden, die bekanntermaßen psychogen sein können, mit immer komplizierteren und aufwendigeren Verfahren untersucht werden. Häufig wird dabei ein an sich harmloser Befund entdeckt und zum Zentrum der Therapie gemacht.

3.1.2. Psyche und Magen-Darm-Trakt: Modellvorstellungen

Auch erfahrene Psychiater sind nicht in der Lage, aus den vorgebrachten Beschwerden auf die psychische Struktur des Patienten direkte Schlüsse zu ziehen. Auf Grund der Erfahrung mit einer Vielzahl ähnlicher Patienten haben sich aber gewisse Vorstellungen gebildet, die für das Verständnis der psychosomatischen Zusammenhänge nützlich sind.

Der Mensch, der unter Magen-Darm-Symptomen leidet, hat eine *in den tiefsten Schichten des Unbewußten liegende Störung*. Diese hindert ihn nicht, ein normales Leben zu führen. Sie befähigt ihn sogar, sich besonders gut der Umwelt anzupassen. Er braucht die Gesellschaft, ist abhängig von ihr, so wie der Säugling seine Mutter braucht. („Stekkenbleiben in der oralen Phase", nach Freud.)

Symptome entstehen aber nur, wenn die Bedingungen des Lebens in der Außenwelt auf diese psychische Grundstruktur nicht passen: „der Konflikt wird aktualisiert". Der Magen-Darm-Kanal kann als *ins Innere verlagerte Außenwelt* betrachtet werden. Die Außenwelt strömt gewissermaßen vom Mund zum After durch uns hindurch. Psychischen Symptomen im Magen-Darm-Bereich liegt eine Störung in der Beziehung zur Außenwelt zu Grunde. Meist sind es mitmenschliche Beziehungen, die den Ansprüchen des Patienten nicht genügen. Der Patient hat eine *Anspruchshaltung* gegenüber den Mitmenschen (und dem Arzt). Der Patient ist im Dilemma zwischen ehrgeizigem Leistungszwang und Wunsch nach Ruhe und Geborgenheit. Der Magen will Ruhe, der Kopf will Leistung. Der Leistungszwang ist wohl

Folge der hohen Anforderungen der Eltern an den Patienten. Bereits als Kleinkind mußte er sich die Liebe der Eltern durch gute Leistung, d. h. brav essen, sauber sein, schön Kaka machen usf. erwerben.

Psychoanalyse und Magen-Darm-Krankheiten

Mit den meisten Magen-Darm-Beschwerden läßt sich erfahrungsgemäß gut leben, besonders wenn sie nur unter bestimmten Bedingungen (sog. Stress) auftreten. Häufig genügen kleine Dosen von Tranquilizern. Auch bei schweren Symptomen ist die analytische Psychotherapie selten erfolgreich, wohl weil der Konflikt tief im Unbewußten liegt (s. oben) und wegen der starken Abhängigkeit von Umweltsbedingungen, die auch der Psychiater nicht ändern kann. Daher ist im allgemeinen der Aufwand einer Psychoanalyse zu groß im Verhältnis zum Leiden des Patienten. Mißerfolge der Psychoanalyse sind kein Argument gegen die Psychogenese einer Krankheit.

3.1.3. Einige typische Beschwerden und was sie psychodynamisch bedeuten
(s. Tabelle 21)

Tabelle 21. Typische psychogene Symptome

Widerwillen vor dem Essen
Brand im Bauch
Fremdkörpergefühl im Bauch
Abwechselnd Konstipation und Diarrhoe
Morgendliches Erbrechen und Würgen
Hitze im Darm
Inappetenz bei gleichzeitiger Gewichtszunahme

Häufig gleichzeitig bestehen
Kopfweh
Zittern
Unsicherheit
Schwindelgefühl
Herzklopfen
Schweißausbrüche
Erstickungsgefühl
Schwäche
Ohnmachtsgefühl
Globusgefühl

Erbrechen: Psychogenes Erbrechen erfolgt typischerweise während oder sogleich nach dem Essen. Nach dem Erbrechen fühlt sich der Patient wieder wohl.

Erbrechen ist ein demonstrativer Akt der Aggression gegen einen Menschen, der oft in persona oder symbolisch am gleichen Tisch ißt. Zugleich ist der Patient an diesen Menschen stark gebunden. Er kann sich aus dieser ambivalenten Beziehung nicht lösen, da er keine anderen Bezugspersonen hat. Die Patienten haben meist die Beziehung zu den Eltern zu früh verloren. Das Erbrechen tritt angeblich oft nach dem Tod des zweiten Elternteils auf.

Widerwillen vor dem Essen — Völlegefühl nach wenigen Bissen: Diese Patienten haben die Gewohnheit, Ärger zu verschlucken. Nichts ist unverdaulicher als Ärger. Ich empfehle jeweils, das Essen zu schlucken und den Ärger zu verweigern; eine Aufforderung, die wohl dem Patienten sein Problem erklärt, ihm aber nicht weiterhilft, da er den Ärger eben nicht abwehren kann. Das ist ja sein Problem. In diese Gruppe gehören die Menschen, die äußerlich ruhigbleiben, bis sie aus geringfügigem Anlaß explodieren.

Abnorme Sensationen im Bauch: Bei Frauen hat dieses Symptom oft mit dem Wunsch nach oder der Angst vor Gravidität zu tun. Hypochondrische Menschen empfinden manchmal normale oder leicht gesteigerte Peristaltik als etwas Fremdes im Bauch.

Innerliches Brennen und Hitze im Darm: Es dürfte sich um ein sexuelles Signal handeln, meistens kombiniert mit anderen Symptomen bei psychisch deutlich gestörten, oft debilen Menschen.

Bauchweh ist ein vieldeutiges Symptom. Psychodynamisch bedeutet es „kümmert Euch um mich".

Überessen und Nahrungsverweigerung sind Ersatztriebe bzw. Triebnegierung. Mit Essen ist ein Lustgewinn verbunden, der sozial erlaubt und in der Wohlstandsgesellschaft auch leicht erreichbar ist. Wer eben sonst nicht viel vom Leben hat, wer Kummer hat, wer zu müde ist, um einen anderen Lustgewinn zu erjagen, der ißt.

Triebnegierung, Lebensnegierung bis zum Todeswunsch charakterisiert die *Anorexia nervosa*.

Diarrhoe (s. auch S. 47): Wer befürchtet durchzufallen, hat Durchfall. Diarrhoe tritt auf, wenn der Patient aus seinem warmen Nest in die Ungewißheit der Welt hinaustreten muß.

Konstipation (s. auch S. 62): Die Patienten sind auf den Darm fixiert und betrachten dessen normale Tätigkeit als Garant der Gesundheit. Der Einfluß einer entsprechenden Erziehung ist eindeutig. Geringgradige Störungen in der Stuhlbeschaffenheit und Entleerungszeit sind Anlaß zu größter Sorge. Die normale Defäkation ist ein lustvoller Akt. Keine Defäkation ist daher eine Verminderung an Lusterleben und die (durch Laxantien erzwungene) Darmentleerung eine Ersatztriebbefriedigung.

Scheinbare Bagatellsymptome, Mißverhältnis zwischen Beschwerden und Beunruhigung des Patienten sind Hinweis auf nicht zur Sprache gebrachte Ängste des Patienten. Diese Tendenz wird durch die Krebsvorsorgepropaganda gefördert. Es ist am besten, den Patienten sogleich zu fragen, weshalb er gerade jetzt Angst vor Krebs habe.

Diätvorschriften und Selbstbestrafung: Patienten, die eine vorgeschriebene Diät peinlich einhalten, ja durch weitere Einschränkungen verschärfen, Patienten, die sich selber strenge Essensvorschriften machen, wünschen sich zu kasteien, d.h. seelisch zu reinigen von den sündigen, an das Fleisch gebundenen Gedanken (selten Taten). Der Diät verordnende Arzt kommt diesem Wunsch entgegen. Er wird (macht sich) damit zum Richter, eine Rolle, die er sich nicht anmaßen sollte. Patienten, die sich nie genug über einzelne Diätpunkte unterhalten können, benötigen selten eine Diät.

Magen-Darm-Symptome als Manifestation einer Depression (s. auch S. 31): Depressive Verstimmung ist eine verbreitete Ursache von Magen-Darm-Symptomen. Depressionen können ohne Ursache unvorhergesehen auch bei bisher völlig unauffälligen Patienten plötzlich in Erscheinung treten. Depressionen beginnen und enden oft mit Magen-Darm-Symptomen. Bei zyklischen Depressionen treten manchmal die Magen-Darm-Symptome anstelle einer depressiven Phase auf. Es kommen aber auch Magen-Darm-Symptome während der Depression vor. Wenn wir alle Patienten mit den Symptomen: Müdigkeit, Lustlosigkeit, Energielosigkeit, Schlafstörungen, Besserung des Befindens gegen Abend als depressiv bezeichnen, dann ist die Depression eine der allerhäufigsten Krankheiten in Mitteleuropa.

3.1.4. Vorgehen bei Patienten mit psychosomatischen Magen-Darm-Störungen

1. Schritt

Siehe bei psychische oder organische Schmerzen, Seite 29. Bei Verdacht auf psychogene Beschwerden ist es zweckmäßig, schon am Ende der Anamneseerhebung die Frage aufzuwerfen, ob der Patient die Psychogenese für möglich hält. Dann werden wir erst wieder auf diese Frage zurückkommen, wenn wir die notwendigen Abklärungen durchgeführt haben.

Kleine Psychotherapie in der Praxis

Voraussetzung einer Psychotherapie in der Praxis ist Ruhe und Zeit. Die Zeit, die man für ein Gespräch am Anfang aufwendet, spart man im Verlaufe der weiteren Behandlung leicht wieder ein.

Patienten mit psychogenen Magen-Darm-Symptomen haben Schwierigkeiten, sich zu offenbaren. Sie sprechen nicht gern von ihren Problemen. Andererseits entwickeln sie eine große Abhängigkeit vom Arzt und erwarten, daß er ihnen gleich eine Lösung anbietet. Man hüte sich, praktische Ratschläge zu erteilen, solange man nur den kleineren, unwesentlichen Teil der Problematik kennengelernt hat.

Das Gespräch beginnt mit der Frage nach den Ängsten, den Sorgen und den Wünschen des Patienten. Im allgemeinen sollte man möglichst wenig fragen. Gerade am Anfang geht es aber ohne eine gewisse Befragung nicht. Wir fragen nach den Familienbindungen. Wie ist die Beziehung zu den Menschen, mit denen der Patient arbeitet? Beziehung zu den Eltern? Zu den Kindern? Zu Freunden und Freundinnen?

Das verständnisvolle Anhören und Besprechen mit dem Patienten, Hinweise auf die Zusammenhänge zwischen unbewußten Konflikten und Magen-Darm-Beschwerden genügen therapeutisch oft. Eine Exploration des Unbewußten übersteigt die Möglichkeiten der kleinen Psychotherapie. Mit den Hinweisen, die oben unter den einzelnen Symptomen gegeben worden sind und den Angaben des Patienten läßt sich meistens ein verhältnismäßig gutes Bild über die Psychogenese des Symptoms gewinnen. Wenn wir eine derartige Vorstellung konstruiert haben, ist es zweckmäßig, sie mit dem Patienten zu besprechen und seine Ansicht dazu einzuholen.

Der Patient lehnt die Psychogenese der Beschwerden ab

Wir fragen ihn warum, welche Erklärung er für die Beschwerden lieber sehen würde, ob er glaubt, daß wir einen organischen Befund übersehen haben und welchen und welche weitere Untersuchungen er durchgeführt haben möchte? Wir werden ihm dann erklären, warum wir seine Ansicht nicht teilen und werden ihn bitten, versuchsweise noch einmal einige Fragen aus seinem Leben zu beantworten und zu erzählen. Meistens kommen dann sehr rasch ganz wesentliche Probleme heraus.

Gelingt es nicht, ein Gespräch in Gang zu bringen, so entlassen wir den Patienten mit Psychopharmaka oder einem Placebopräparat und lassen ihm die Möglichkeit offen, jederzeit zurückzukommen.

In gewissen Fällen ist die Kenntnis des Ehegatten, der Familie, der Wohnung des Patienten für den weiteren Fortschritt der Behandlung von entscheidender Bedeutung. Daher ist gelegentlich ein Hausbesuch oder eine gemeinsame Besprechung mit dem Ehegatten anzuraten.

3.1.5. Prognose psychosomatischer Beschwerden

Gelegentlich handelt es sich um einmalige Episoden oder Episoden in großen Abständen. Häufiger ist ein phasischer Verlauf mit leichteren und schwereren Krisen, die der Patient mit den ihm zur Verfügung gestellten Medikamenten ordentlich meistert.

Eine echte Heilung ist selten, da sie nur durch Ausmerzen einer aktuellen Konfliktsituation erreicht werden kann. Nur ausnahmsweise gelingt es, den Patienten von den Fesseln seiner pathologischen Beziehung zu befreien. Viel häufiger gelingt es, dem Patienten eine stabile Symbiose mit seinen Konflikten zu ermöglichen. Die Revision der Diagnose durch periodische Allgemeinkontrollen bleibt jederzeit vorbehalten.

Medikamentöse Therapie psychosomatischer Magen-Darm-Störungen

Es steht eine Vielzahl von *Psychopharmaka* zur Verfügung. In der Praxis können wir kaum je vorhersagen, welches Medikament bei welchem Patienten am besten wirkt, sondern müssen ausprobieren.

Man braucht kleine Dosen, besonders wenn der Patient trotz seiner Beschwerden im normalen Lebensrhythmus lebt. Bei Patienten, die arbeitsunfähig sind, geben wir höhere Dosen und nehmen entsprechende Nebenwirkungen in Kauf.

Beginn mit der kleinsten Dosis des gewählten Medikamentes. Bei ungenügender Wirkung allmählich steigern der Dosis bis Nebenwirkungen auftreten. Ist die Wirkung ungenügend, wechseln wir das Pharmakon.

Ich gebe hier eine Liste der mir geläufigen Präparate. Es ist zweckmäßig, daß jeder Arzt sich auf diejenigen der zur Verfügung stehenden Präparate beschränkt, mit welchen er Erfahrung hat bzw. zu machen wünscht.

Psychopharmaka

Bei allen Symptomen, die nicht depressiver Natur sind, beginne ich die therapie mit *Benzodiazepinen.*

Valium, Seresta, Librium oder *Lexotanil.* Sedation in höherer Dosis und morgendliche Depressionen sind unerwünscht.

Librax und *Transquobuscopan* sind geeignete Kombinationspräparate bei Spasmen.

Symptome, die mit Schlafstörungen verbunden sind, erfordern zuerst eine Behandlung der *Schlafstörung* durch:

Limbitrol (Librium + Amitryptilin), *Taractan* (15–50 mg), *Leponex* (12,5–25 mg), *Temesta* (1,0–2,5 mg).

Bei depressiven Symptomen: Noveril, Tofranil, Ludiomil.

Beginn der Behandlung nachts, erste Tagesdosis am Wochenende, damit der Patient die Wirkung des Medikamentes erfahren kann. Verschlechtert sich der Zustand des Patienten, so weise man ihn einem Psychiater zu.

3.2. Häufige Beschwerden

Ich bespreche hier eine Reihe von Symptomen, die in der Praxis häufig vorgebracht werden und deren Pathogenese nicht genau bekannt ist. Oft fehlt eine effektive Therapie.

Allen Beschwerden ist gemeinsam, daß sie harmlos sind und daß die Patienten unverhältnismäßig beunruhigt sind. Dadurch ergibt sich die Verbindung zur Psychosomatik, auch wenn es sich nicht um ein primär psychisches Symptom handelt.

3.2.1. Foetor ex ore (Halitosis, schlechter Mundgeruch)

Der Mensch, der darunter leidet, nimmt den Foetor kaum je wahr, sondern wird von anderen darauf hingewiesen.
Zahn- und Nasen-Rachen-Eiterungen sind auszuschließen. *Häufigste Ursache* ist Resorption von im Ileocoecalbereich durch Bakterien entstandenen flüchtigen Fettsäuren und Eiweißabbauprodukten, die durch die Lunge ausgeatmet werden. Außerdem scheint die Spätentleerung des Magens verlangsamt, wodurch Speisereste stundenlang im Magen verbleiben.
Therapie: Mundpflege und Nasen-Rachen-Behandlung falls notwendig. Sonst verschreibe ich 4 Tage Tetracyclin zur Beeinflussung der Dünndarmflora, anschließend Sulfaguanidin o. ä. während 3 Wochen 3 × 1 Drag. nach dem Essen. Ich empfehle 1 Std nach dem Essen 2–3 dl Wasser oder Tee zu trinken und vor einem wichtigen Treffen etwas zu essen oder zu trinken. Diese Maßnahme hilft oft und beseitigt Hemmungen.
Die Einnahme von Bonbons, Pfefferminzdragées u. ä. zur Übertönung des Foetors ist zu verbieten.

3.2.2. Aufstoßen (Rülpsen)

Rülpsen nach einem üppigen Essen gilt bei Arabern als höflich, bei uns als grob. Aufstoßen als Klage beim Arzt ist eine Art *Tic nerveu*. Es handelt sich um ein zwanghaft wiederholtes Aufstoßen oder Heraufwürgen von Luft und kann stundenlang andauern. Aufstoßen ist willentlich jederzeit unterdrückbar und der dadurch verursachte unangenehme Druck verschwindet nach einigen Minuten.
Mechanismus: Beim Versuch aufzustoßen, schluckt der Patient Luft. Diese verursacht einen retrosternalen Druck, weshalb der Patient nochmals etwas Luft schluckt. Die Menge der geschluckten Luft bleibt

immer etwas größer als die der aufgestoßenen, bis einmal der erlösende Rülpser kommt, was manchmal infolge erhöhter Spannung des Patienten nicht eintrifft.

Therapie: Verbot aufzustoßen. Langsam essen. Bewußt atmen. Sedativa falls nötig.

3.2.3. Konstipation

Konstipation ist ein sehr häufiges Symptom. Die ungezählten Millionen von Abführmitteln, die eingenommen werden, zeigen:
1. daß noch längst nicht jeder Konstipierte den Arzt aufsucht und
2. daß es eine erfolgreiche Therapie der Konstipation nicht gibt.

Konstipation ist nur in seltensten Fällen Symptom einer Krankheit (Hypothyreose). Gelegentlich vorübergehend bei Allgemeinkrankheiten oder reflektorisch bei intra- oder retroperitonealen Prozessen. *Darmverschluß als Folge von Konstipation kommt nie vor, ein verstopfter Darm ist ein gesunder Darm.*

Abklärung der Konstipation

1. Liegt überhaupt eine abnorm verzögerte, abnorm geringe oder abnorm harte Stuhlentleerung vor?
2. Zusätzliche weitere Beschwerden?
3. Allgemeine Untersuchung (mit Röntgenuntersuchung des Colons zum Ausschluß einer zufälligen und koinzidenten Pathologie).

Bei gewöhnlicher Konstipation finden wir weder klinisch noch labormäßig noch röntgenologisch etwas Abnormes.

Die Einteilung in spastische und atonische Konstipation ist nicht zweckmäßig. Die Ursache der Konstipation ist immer eine Motilitätsstörung des Colons mit spastischen und atonischen Segmenten. Das echte atonische Colon finden wir fast nur in den psychiatrischen Kliniken bei schweren Depressionen, bei Schizophrenien unter hohen Phenothiazindosen und bei psychoorganisch Veränderten.

Therapie: Es ist notwendig, dem Patienten zu erklären:
- Eine wirklich gute Therapie gibt es nicht.
- Konstipation ist harmlos und unschädlich.
- Besser nur 2–3mal in der Woche Stuhl haben, als Abführmittel nehmen.

- Abführmittel nicht täglich einnehmen, sondern mindestens 2 Tage Pause.
- Niemals Abführmittel nehmen, die früher nicht geholfen haben, und angegebene Dosis nicht überschreiten.
- Diät: Grobe Mehl- und Brotsorten (Kleie erlebt in England z. Z. eine Hausse). Im übrigen ausgeglichene Ernährung. Zu viele Diätvorschriften lenken die Aufmerksamkeit des Patienten noch mehr auf den Darm statt vom Darm ab.

Medikamente zur Behandlung der Konstipation

Gruppe 1: Mucilaginosa (Füll- und Quellmittel):
Metamucil, Lenofor, Normacol (spezial), Corein, Inolaxin. Diese Mittel sind harmlos, nützen oft, dürfen in beliebiger Menge eingenommen werden, sind als Basistherapie immer angezeigt.

Gruppe 2: Salinisch:
Magnesia citrica effervescens, Tartarus natronatus (Seignette-Salz). Sie sind harmlos und angenehm einzunehmen. Ihre Wirkung ist gering.

Gruppe 3: Eigentliche Laxantien:
Sennaalkolaide: Pursennid, Senokot.
Bisacodyl: Dulcolax, Laxoberon.
Diese Mittel schaden bei chronischem Gebrauch mehr als sie nützen. Es kommt rasch zur Gewöhnung, daher Einnahme maximal 2mal/Woche, Dosis nicht steigern.

Gruppe 4: Kombinationen: Normacol (cum Frangula), Agiolax.

Gruppe 5: Parasympathicomimetica (Cholinesterasehemmer):
Prostigmin, Mestinon, Ubretid.

Behandlungsplan

Im Beginn: Medikament aus Gruppe 1: 1 Kaffeelöffel abends, Medikament aus Gruppe 2: $^1/_2$ Kaffeelöffel 2 × täglich während dem Essen.

Falls nach 3 Tagen keine Darmentleerung: Medikament der Gruppe 3: 2 Drag. abends.

Die Dosis der 1. und 2. Gruppe kann auf das Doppelte erhöht werden, falls ohne Medikament der Gruppe 3 nach 3 Wochen keine Darmentleerung.

Wenn damit kein Erfolg, Ersatz von Medikament der Gruppe 1 durch Medikament der Gruppe 4, jedoch ist dann jeden 3. Tag eine Therapiepause einzuschalten.

Haben Röntgenuntersuchung und Palpation eine Dilatation des Colons ergeben und bleibt diese Dilatation palpatorisch nachweisbar, so empfiehlt sich ein Medikament der Gruppe 5: Dosis steigern bis Bauchweh oder Harndrang auftritt und dann die nächst kleinere Dosis als Dauertherapie wählen. Ubretid hat, den Darm betreffend, die beste therapeutische Breite. Medikamente der Gruppe 5 werden mit Gruppe 1 und 2 je nach Bedarf kombiniert.

Patienten, die ungenügend auf die Behandlung ansprechen, sind immer wieder auf die Grundsätze der Therapie hinzuweisen. Siehe auch unter Psychosomatik, Seite 56.

Schädigung durch chronischen Laxantiengebrauch

Oxyphenisatin-haltige Laxantien (s. Tabelle 22) können nach über 2jährigem Gebrauch zu einer chronisch-aggressiven Hepatitis führen. Obwohl eine Hepatitis selten auftritt, sollte auf Grund dieser Beob-

Tabelle 22. Oxyphenisatin-haltige Laxantien

Alocid	Laxans Heyden
Belloform	Lax-Lorenz
Bekunis comp. Drg.	Laxoral
Boxbergers Kissinger Pillen	Leo Pillen
Cholapuran	Loraga
Chol Kugeletten	Muxol
Cholofel	Neosoldana
Drix	Obstilax
Dispofino	Parager
Floripuran	Preludin comp.
Fugoa	Regenon A
Fugoa Depot	Rhamnosine
Hepaticum Medice	Scrilen
Karlsbader Abführpillen	Schlank-Schlank
Laxalind	Syndian
Laxalind forte	Tirgon
Laxaloin	Veripaque
1001 Laxan	

achtung der Verkauf von Oxyphenisatin-haltigen Laxantien verboten werden.

Phenolphthalein ist gelegentlich Ursache eines fixen Arzneimittelexanthems. Äußerst selten tritt eine Encephalopathie im Zusammenhang mit Phenolphthaleineinnahme auf.

Paraffinöl kann bei Aspiration zu Lipoidpneumonie Anlaß geben; es führt zu Paraffinomen im Darm. Hauptsächlich aber behindert es die Resorption fettlöslicher Vitamine. Chronischer Gebrauch ist also nicht zulässig. Ebenso sollte es bei älteren Patienten mit Schluckstörungen nicht gegeben werden.

Neben diesen für die einzelnen Laxantien spezifischen Nebenwirkungen, die verhältnismäßig selten sind, ist die *Schädigung durch Laxantienabusus* von viel größerer Bedeutung. Diese Schädigungen treten nur auf bei Patienten, die große Dosen von Laxantien einnehmen und die keine geformten, sondern breiige oder flüssige Stühle entleeren. Im Vordergrund steht der Kalium- und Flüssigkeitsverlust. Es kann zu extrarenaler Azotämie kommen. In extremen Fällen ist die Differentialdiagnose zu Niereninsuffizienz, Addison-Krisen, Diabetes mellitus zu stellen.

Außer den metabolischen Folgen der Laxantieneinnahme ist eine destruierende Wirkung auf die Nervenzellen und die Muskulatur des Darmes nachgewiesen.

3.2.4. Geschmackstörungen (Dysgeusie, abnorme Sensationen auf der Zunge oder im Gaumen)

Echte Störungen des Geschmacks sind selten: Diabetes, Urämie, Magnesiummangel, nach Hirntrauma.

Häufiger sind subjektive Empfindungen eines unnatürlichen Geschmacks (eitrig, blutig, metallisch, bitter): Nasopharyngeale Entzündungen, Sinusitis chronica, Tonsillitis chronica, Hypopharynxdivertikel.

Bronchiektasen.

Ösophagusstenose.

Magencarcinom, chronische Gastritis (selten!).

Nach Einnahme gewisser Medikamente: Biguanide, Cytostatika, Antibabypille u. a.

Plötzliche Geschmackstörungen treten auf im Beginn einer Hepatitis oder einer Gravidität.
Als psychoneurotische Manifestation: Wahrscheinlich häufigste Ursache. Diese Patienten sind durch das Symptom relativ stark gestört.

3.2.5. Zungenbrennen und belegte Zunge

Diese Beschwerden sind selten Folge einer *Glossitis:* Ausschluß lokaler Ursachen (Stomatitis aphthosa, Gebißanomalien), Eisen- oder Vitamin B_{12}-Mangel (auch ohne manifeste Anämie) und Soorstomatitis (nach Antibioticatherapie).
Zungenbrennen und belegte Zunge sind oft eine Quelle großer Beunruhigung für den Patienten, aber sollten es nicht sein für den Arzt. Behinderte Nasenatmung, überhitzte, zu wenig befeuchtete Räume, Alkoholgenuß vor dem Schlafengehen und Nicotinabusus tragen bei vor allem zu Symptomen beim Erwachen.

Die Patienten sollen:

1. die Zunge nicht inspizieren,
2. auf keinen Fall instrumentell reinigen.

Ein Glas Tee am Morgen und kauen einer harten Brotrinde können helfen und schaden nie. Die Zunge ist nicht der Spiegel des Magens.

3.2.6. Inappetenz

Appetitverlust und Widerwillen vor gewissen Speisen. Ausschluß der Krankheiten, die auch zur Gewichtsabnahme führen (s. Tabelle 44). Bei allen diesen Krankheiten ist Appetitverlust längerer Dauer immer mit Gewichtsabnahme verbunden.
Inappetenz ohne Gewichtsabnahme, ja sogar mit Gewichtszunahme, ist typisches Symptom einer Depression.
Anorexie ist ein häufiges neurotisches Symptom bei jüngeren Menschen, die extremste Form ist die lebensbedrohliche Anorexia mentalis.

3.2.7. Globusgefühl (ein Knoten-Fremdkörpergefühl im Hals)

Die Patienten haben das Gefühl, daß ein Knoten gerade oberhalb des Sternums, im Jugulum drückt und das Schlucken behindert. Typischerweise besteht keine Dysphagie: Trinken und Essen bereiten keine Schwierigkeiten. Das Symptom tritt auf beim Leerschlucken und ist oft verbunden mit wiederholtem Schluckzwang, obwohl es nichts mehr zu schlucken gibt. Jeder kann das Symptom selbst reproduzieren durch wiederholtes Leerschlucken. Durch Trinken verschwindet es augenblicklich. Es handelt sich somit um einen Tic, der je nach Ursache — nach verständnisvoller Klärung der Situation — oft rasch verschwindet.

3.2.8. Völlegefühl, Blähung, schlechte Verdauung

Diese und andere Formulierungen der Patienten besagen, daß unangenehme Sensationen im Oberbauch nach dem Essen, selten schon während dem Essen, auftreten. Die Beschwerden klingen $^{1}/_{2}$–3 Std nach dem Essen ab. Aufstoßen mit dem Geschmack des Essens kann gelegentlich bis 12 Std p.c. andauern.
Alle diese Beschwerden bezeichnen wir als *uncharakteristisch,* da aus der Art der Beschwerden nicht eine bestimmte Krankheit vermutet werden kann; nicht einmal Rückschlüsse auf das erkrankte Organ sind möglich.
Daher ist es von größter Bedeutung, durch eine sorgfältige Befragung aus den uncharakteristischen Beschwerden Elemente herauszuhören, welche einen Hinweis auf die mögliche Diagnose geben: Treten gelegentlich Koliken auf? Besteht Konstipation oder Diarrhoe (Laxantienabusus)? Treten die Beschwerden nur nach ganz gewissen oder nach zahlreichen Essen auf? (Häufigste Ursache von Nahrungsmittelunverträglichkeit ist die Lactoseintoleranz, s. S. 99.) Cyclusstörungen und evtl. Hormontherapien sind zu erfragen. Schließlich frage man nach anderen psychogenen Symptomen (s. Tabelle 21).
Das weitere Vorgehen folgt den Richtlinien, die zur Abklärung von chronischen Schmerzen im Abdomen gegeben worden sind (s. S. 28).
Behandlung der funktionellen Verdauungsstörungen: In vielen Fällen ist die gründliche Untersuchung sowie die Beruhigung des Patienten,

daß keine ernstliche Krankheit vorliegt, genügend und eine weitere Therapie nicht erforderlich.

Diät: Eine Diät empfehle ich nur bei Unter- oder Übergewicht, bei Hyperlipämie und bei Intoleranz für ganz bestimmte Nahrungsmittel (Milch, Weißwein). Weiteres zum Thema Diät s. unter Psychosomatik.

Medikamente: Kombinationen von Sedativa mit Anticholinergica oder Spasmolytica, gelegentlich Tranquilizer in kleinen Dosen vor dem Essen, sind anzuraten auch in Fällen, wo der Patient glaubt, daß er sich nicht in einer psychischen Spannung befindet. Die weitere Behandlung richtet sich nach den gleichzeitig bestehenden Symptomen: Konstipation, Sodbrennen usw.

Fermentpräparate: Ob diese Präparate tatsächlich nur einen Placeboeffekt haben, wie die Schulmeinung lehrt, oder ob sie nicht doch in geeigneter Weise in die endogene Fermentsekretion eingreifen, bleibe dahingestellt. Tatsächlich wirken sie bei vielen Patienten gut und sind billig.

3.3. Ösophagus

3.3.1. Symptome

Symptome einer Ösophaguserkrankung sind:

Dysphagie:	Probleme beim Schlucken.
Sodbrennen:	Brennende Schmerzen von der Magengrube bis zum Hals aufsteigend.
Regurgitation:	Verschlucktes gelangt wieder in den Mund.
Schmerzen:	Krampfartig oder Druck. Dauern Sekunden bis Stunden. Besserung oft nach Schlucken von Flüssigkeit. Häufig verstärkt im Liegen. Von größter Bedeutung, gelegentlich sehr schwierig, ist die *Abgrenzung von kardialen Schmerzen:* kardiale Schmerzen verstärken sich bei Anstrengung, typischerweise beim raschen Gehen. Die Angina pectoris kann nach dem Essen verstärkt sein, aber auch dann mehr beim Gehen als in Ruhe. Bei einem erstmals auftretenden

Schmerz verlasse man sich nicht auf die Anamnese, sondern veranlasse eine genaue kardiologische Abklärung.

Jeder Patient mit einem der genannten Symptome muß untersucht werden mit:
1. EKG
2. Thoraxdurchleuchtung
3. Ösophagus-, Magen- und Duodenalröntgen.

Ist damit die Diagnose nicht eindeutig geklärt, so ist die Ösophago/Gastroskopie angezeigt.

3.3.2. Hiatushernie und Refluxösophagitis

Hiatushernie

Röntgenbefund, häufig ohne Bedeutung:
Große Hernien oft ohne Beschwerden, heftige Beschwerden ohne röntgenologisch eindeutigen Befund.
Die 3 Typen von Hernien: s. Abb. 7.

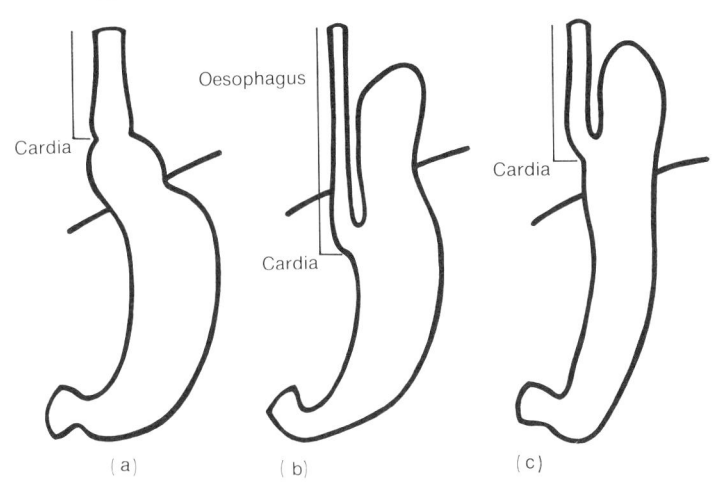

Abb. 7a–c. Die 3 Typen von Hiatushernie.
(a) Gleithernie; typische Symptome: Sodbrennen, saueres Aufstoßen, keine Symptome. (b) Paraösophageale Hernie; typische Symptome: Retrosternaler Druck, krampfartige Schmerzen. (c) Gemischte Hernie; typische Symptome: Wie (a) oder (b), oft ausgeprägter Reflux

Reflux von Magensäure in den Ösophagus tritt auf, wenn der Tonus des Kardiasphinkters unter den abdominothorakalen Druckgradienten absinkt. Der Tonus des Kardiasphinkters ist bei Hiatusgleithernie häufig vermindert. Er kann aber auch bei normaler Lage des ösophagogastrischen Übergangs (unterhalb des Diaphragmas) vermindert sein (Reflux ohne Hiatushernie). Refluxbeschwerden treten nur auf, wenn eine Ösophagitis besteht.

Refluxösophagitis

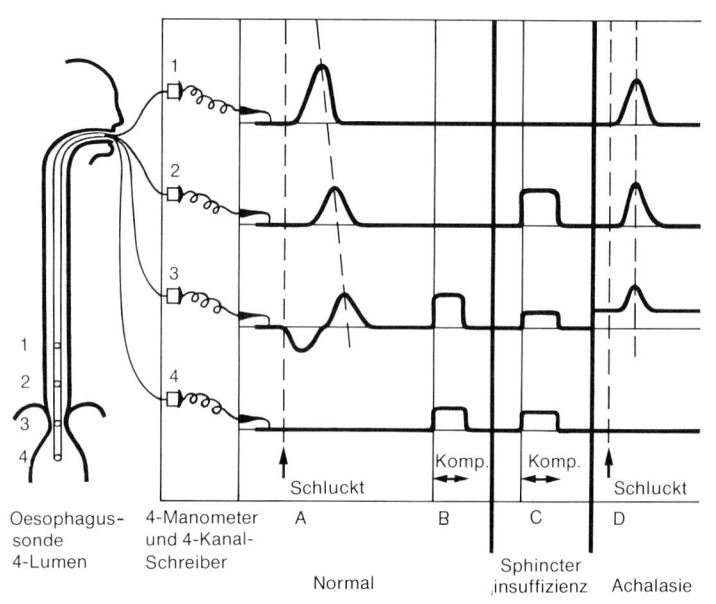

Abb. 8. Ösophagusdruckmessung in der Diagnostik von Refluxkrankheit und Achalasie: Druckmessung mittels Sonde von 4 Abnahmestellen im Ösophagus, Kardiasphinkter und Magen. (A) Normal: nach dem Schlucken erschlafft der Sphinkter und es folgt eine peristaltische Kontraktionswelle. (B) Bei Druck auf den Bauch (mit der Hand) steigt der intragastrale Druck an. Der Sphinkter kontrahiert sich stärker, wodurch ein Übergreifen des Druckes in den Ösophagus verhindert wird. (C) Bei Sphinkterinsuffizienz steigt der intrasphinkterielle Druck nach Bauchpresse nur wenig an und der intragastrale Druck pflanzt sich in den Ösophagus fort. (D) Achalasie: keine Relaxation des Kardiasphinkters nach Schlucken. Keine Peristaltik, sondern simultane Kontraktion im ganzen Ösophagus

Bedingungen ihrer Entstehung:
1. verminderter Kardiasphinkterdruck (Abb. 8)
2. erhöhter abdominothorakaler Druckgradient (Fettleibigkeit, intraabdominale Tumoren, Kopftieflage, Linksseitenlage)
3. freie Magensäure. Verstärkte Symptome nach „Säurelockern"
4. Störungen der Magenentleerung verschlimmern den Reflux.

Die 2 klinischen Typen von Refluxoesophagitis

1. positionsabhängig: Typus Plattenleger. Die Symptome sind saisonunabhängig
2. nahrungsabhängig: tritt nach dem Essen auf, typischerweise nach Diätfehlern (nicht gebufferten Mahlzeiten: Kaffee, Hefegebäck, Alkohol, Nicotin), Verlauf saisonal wie Ulcus
3. gemischte Form selten.

Seltene Ursachen von Refluxösophagitis sind die Sklerodermie und der Lupus erythematodes.

Behandlung der Hiatushernie und Refluxösophagitis

Indikation zur Operation:

1. bei Komplikationen: − peptische Striktur des Ösophagus
   − rezidivierende oder massive Hämatemesis
2. bei Symptomen von seiten einer paraösophagealen Hernie
3. wenn die Beschwerden dauernd stark sind und durch die konservative Therapie nur ungenügend beeinflußt werden. Es soll nur dann operiert werden, wenn die Symptome eindeutig sind.

Operationsmethoden

Bei Gleithernie und Refluxösophagitis: Fundoplicatio, unter Umständen kombiniert mit Vagotomie und Pyloroplastik. Je erfahrener der Chirurg ist, desto besser ist das Operationsresultat. Es lohnt sich daher, den Patienten in ein spezialisiertes Zentrum einzuweisen.

Bei reinen paraösophagealen Hernien, wenn die Fundoplicatio schwierig ist, wird durch Gastropexie und Hiatusplastik ein gutes Resultat erzielt.

Konservative Therapie

Symptomlose Gleithernien und symptomarme paraösophageale Hernien erfordern keine Therapie.

Allgemeine Maßnahmen

Übergewicht auf Normalgewicht reduzieren. Druck auf Bauch durch Korsett usw. vermeiden. Kopfende des Bettes hochlagern.

Diät

Nur für Patienten notwendig, die unter nahrungsabhängigen Beschwerden leiden. Da die Patienten meistens selbst erfahren haben, welche Speisen Sodbrennen auslösen, genügt es, ihnen den Zusammenhang zwischen den Beschwerden und der Säuremenge im Magen zu erklären. Zu vermeiden sind: Alkohol, Kaffee, Nicotin, Hefegebäck, Zucker und Süßigkeiten. Keine andere Diät für normalgewichtige Patienten.

Vermeiden ungeeigneter Stellungen

Bei positionsabhängigen Beschwerden nicht kniend arbeiten. Ob Operation oder berufliche Umstellung (bei ungünstigem Beruf) richtig ist, muß mit dem Patienten ausführlich besprochen werden. Ich rate zur Operation, wenn der Patient seinen Beruf mit Freude ausübt und ich rate zum Berufswechsel, wenn der Patient neben der Refluxösophagitis noch andere Gründe dafür hat.

Medikamentöse Therapie

1. Antacida; vor allem im Beginn der Therapie in flüssiger Form: Maaloxan Suspension, Alucol Gel, Muthesa, Polysilan Gel.
   Obwohl pharmakologisch ähnlich, kann doch beim Versagen eines Präparates ein anderes Erfolg haben.
   Applikation: alle 2 Std 1 Kaffeelöffel. Nach Abklingen der Symptome 1 Löffel $1/2$ Std nach dem Essen und vor dem Schlafengehen.
2. Metoclopramid (Paspertin, Primperan) erhöht den Tonus des Kardiasphinkters und beschleunigt die Magenentleerung. 1 Tabl. $1/4$ Std vor dem Essen 3 × tägl.

3. Anticholinergica bei nächtlichem Erwachen an Sodbrennen. 1 Tabl. vor dem Schlafen (Antrenyl duplex, Probanthin biplex).
Dauer der medikamentösen Behandlung: 6 Wochen.
Symptomfreiheit sollte mit richtiger und richtig dosierter Therapie schon nach 1–2 Wochen erzielt werden. Röntgenologische oder endoskopische Kontrolle des Therapieresultates ist nur erforderlich, wenn ein peptisches Ulcus bestanden hatte. In den anderen Fällen kann man sich auf Symptomfreiheit verlassen. Wiederaufnahme der gleichen Therapie bei ersten Anzeichen eines Rezidivs.

Die häufigsten Fehler in der Beurteilung von Hiatushernie und Refluxbeschwerden

1. Der Arzt macht eine röntgenologisch festgestellte Hiatushernie verantwortlich für Beschwerden anderer Ursachen. Weder die konservative noch die operative Therapie führt dann zum erwünschten Erfolg.
2. Der Arzt lehnt eine Refluxösophagitis als Ursache der typischen Beschwerden ab, da radiologisch keine Hiatushernie nachweisbar ist. Im Zweifelsfalle kann eine Refluxösophagitis durch Ösophagoskopie und Ösophagusmanometrie diagnostiziert werden.

3.3.3. Achalasie (Kardiospasmus)

Eine seltene Krankheit, welcher eine Störung in der autonomen Innervation des Kardiasphinkters zu Grunde liegt. Der Sphinkter erschlafft nicht beim Schlucken, so daß der Speisebolus nicht passieren kann. In der Folge kommt es zur Speiseretention und zunehmender Dilatation des Ösophagus bis zum Überfließen in die Bronchien.

Symptome

Dysphagie: Stark verlangsamtes Essen und Trinken (*Trinktest:* Bestimme die Zeit, die der Patient braucht, um 3 dl Wasser zu trinken. Unter 1 min: keine Achalasie. Bei fortgeschrittener Achalasie ist das Trinken dieser Flüssigkeitsmenge nicht möglich).
Nächtliches Ausfließen von Ösophagusinhalt auf das Kopfkissen.
Aspirationspneumonie.

Untersuchung

Röntgen: Cave: Gelegentlich achalasieähnliches Bild durch Cardiacarcinom.

Ösophagoskopie: Bei Achalasie ist die Kardia für das Oesophagoskop passierbar.

Ösophagusmanometrie: Hypertonie des Kardiasphinkters (40–70 mmHg, normal 20 mmHg), fehlende Erschlaffung des Sphinkters nach Schlucken und fehlende Peristaltik sind heute die sichersten Befunde für die Diagnose (s. Abb. 8).

Therapie

Pneumatische Dilatation: Spezialballonsonde wird unter Röntgenkontrolle in den Magen eingeführt und in den Sphinkter zurückgezogen. Der Ballon wird auf mindestens 300 mmHg Druck aufgeblasen und während 15–30 sec belassen.

Resultat: Oft spektakuläre Besserung. Später kommt es in $^2/_3$ der Fälle zu erneuter Achalasie. Die pneumatische Dilatation kann mehrmals wiederholt werden. Falls der Erfolg nach der zweiten Dilatation nicht mindestens 1 Jahr anhält oder falls trotz subjektiver Besserung die Dilatation des Ösophagus zunimmt (Röntgenbefund!), empfiehlt sich die Hellersche Operation.

Kardiomyotomie (Hellersche Operation): Der Sphinkter wird von der Serosa her ohne Läsion der Mucosa auf einer Länge von mindestens 4 cm längsincidiert und gespalten.

Komplikationen: Reflux. Daher Kombination mit einer Fundoplicatio günstig. Indiziert bei weit fortgeschrittener Dilatation des Ösophagus und bei Versagen der pneumatischen Dilatation.

Kontrolle des Therapieresultates: Periodische Nachkontrollen der Speiseröhre sind notwendig, da bei Achalasie die Carcinomhäufigkeit erhöht ist. Röntgenologische oder ösophagoskopische Kontrolle nach der Dilatation bzw. Operation, dann nach 6 und 12 Monaten und später alle 2 Jahre.

3.3.4. Ösophagusvaricen

Bilden sich als Kollateralen bei erhöhtem Druck in der Vena portae. Sie sind die Folgen der portalen Hypertension (s. S. 150ff.).

3.3.5. Divertikel des Ösophagus

Hypopharynxdivertikel (Zenkersches Divertikel) wird meist erst diagnostiziert, wenn es eine gewisse Größe erreicht hat und damit zu Dysphagie führt. Die Dysphagie ist ein Spätsymptom. Oft hat schon jahrelang vorher ein Fremdkörpergefühl und „Rachenreizung" beim Schlucken bestanden. Im unteren Ösophagus sind Divertikel meist im Bereich der Bifurcatio trachae oder etwas unterhalb davon zu finden. Divertikel sind meist ein Zufallsbefund und asymptomatisch.
Selten: Durch Füllung des Divertikels Druck auf den Ösophagus. Aufstoßen (nicht Erbrechen) von unverdauten Speisen nach dem Essen.

Therapie

In symptomatischen Fällen chirurgisch.

3.3.6. Carcinom des Ösophagus

Häufiger bei Männern, in höherem Alter, bei Alkoholikern in den unteren sozialen Schichten. Meist Plattenepithelcarcinom, selten Adenocarcinom (Differenzierung von Cardiacarcinom). Metastasen in Lymphknoten und Leber. Das Carcinom breitet sich submucös und infiltrativ aus, wächst erst in den Spätphasen gegen das Lumen zu; selten primär polypöses Carcinom.

Symptome

Dysphagie, retrosternaler Druck.

Diagnose

Röntgenbefund: Relativ hohe Rate an Fehldiagnosen. Nicht selten wird auch ein auf dem Röntgenbild erkennbares Carcinom nicht diagnostiziert.
Ösophagoskopie und Biopsie sind zur Sicherung der Diagnose durchzuführen.

Behandlung

Die Prognose des Ösophaguscarcinoms ist schlecht, auch nach chirurgischer oder Röntgentherapie.
Die operative Therapie ist technisch schwierig und hat eine relativ hohe Mortalität.
Bestrahlung in inoperablen Fällen (Berichte guter Operationsresultate bei alleiniger Bestrahlung von Plattenepithelcarcinomen).
Einlegen eines Tubus in den Ösophagus durch das Ösophagoskop in fortgeschrittenen Fällen. Über die weitere Behandlung des Carcinoms s. S. 11.

3.4. Magen und Duodenum

3.4.1. Gastritis

Akute Gastritis (Magenverstimmung)

Sie ist die Folge einer Lebensmittelintoxikation oder eines Alkoholexzesses.

Symptome

Erbrechen, Magenschmerzen, Übelkeit, Inappetenz, fauliges Aufstoßen, allgemeines Unwohlsein, gelegentlich Diarrhoe.

Verlauf

Klingt spontan in 2–3(–10) Tagen ab.

Therapie

Nahrungskarenz. Tee und Zwieback während 24 Std. Dann langsam Aufbauen mit Schleimsuppen usw. nach althergebrachter Sitte. Bei großem Flüssigkeitsverlust Vorgehen wie bei akuter infektiöser Gastroenteritis (s. S. 98).

Chronische Gastritis

Chronische Gastritis und Magenschleimhautentzündung sind oft Verlegenheitsdiagnosen bei uncharakteristischen Beschwerden im Oberbauch und normalem Röntgenbefund. Die Wahrscheinlichkeit, daß in diesen Fällen tatsächlich eine Gastritis besteht, ist klein. Röntgenologisch läßt sich eine Gastritis nicht diagnostizieren.

Bioptisch verifizierte chronische Gastritis ist ein häufiger Befund. Man unterscheidet die Oberflächengastritis, die Umbaugastritis und die atrophische Gastritis.

Symptome

In den meisten Fällen macht die chronische, bioptisch verifizierte Gastritis keine Symptome.

Gastritis und Carcinom

Die atrophische Gastritis nimmt mit zunehmendem Alter an Häufigkeit zu und hat eine günstige Prognose. In einem Fünftel der Fälle ist nach 15 Jahren ein Intrinsicfaktormangel nachzuweisen. Die Histamin-refraktäre Achylie ist ein Risikofaktor für Magencarcinom (nach einigen Statistiken 10% nach 20 Jahren).

Gastritis und Ulcus

Inwieweit zwischen Umbaugastritis, Oberflächengastritis und Ulcus ventriculi ein Zusammenhang besteht, ist unklar. In der Umgebung von Ulcera finden wir häufig eine umschriebene Gastritis. Oberflächen- und Umbaugastritis befällt herdförmig häufiger das Antrum als Corpus und Fundus.

Therapie

Da die unkomplizierte chronische Gastritis keine Symptome macht, ist eine Therapie nicht erforderlich. Bei perniciöser Anämie regelmäßig Vitamin B 12 injizieren.

Erosive Gastritis

Endoskopischer Befund bei Blutungen. Häufigste Blutungsursache bei Stress, Operationen, Alkoholeinnahme, Acetylosalicylat- oder Butazolidintherapie. Außer der Blutung selten Beschwerden: Magendruck, Inappetenz, ulcusähnliche Beschwerden.

Therapie

Antacida, Bettruhe bei stärkerer Blutung, Entzug der schädigenden Noxe. Bei massiver Blutung (selten!) operative Therapie.

3.4.2. Medikamentöse Schädigung der Magenschleimhaut

Salicylate (s. Tabelle 23), Phenylbutazon und Derivate (s. Tabelle 24), Glucocorticoid-haltige Präparate sowie die meisten der neueren Antirheumatica (Fluphenaminsäure = Arlef, Ibuprofen = Brufen, Indomethacin) haben gastrointestinale Nebenwirkungen. Meistens treten

Tabelle 23. Acetylsalicylsäure-haltige Medikamente

Acetol	Ircophen
Acetysal	Iromin
Alcacyl	Medivarsin
Algimedin	Palaprin
Algisilane	Ponstan
Algonevriton	Predalgyl
Alphebin	Protalun
Aspiphenin	Rheulysin
Aspirin	Ringtabletten
Calonat	Sana Föhn
Catalgix	Sedergine
Codacetyl	Sigapyrin
Contraschmerz	Spondylin
Diplosal	Stellacyl
Dispril	Stellapyrin
Dolviran	Togal
Elestol	Trabit
Fenerodin	Treupel
Fortacyl	u. a.
Ilvico	

Tabelle 24. Phenylbutazon-haltige Medikamente

Butazolidin und alle mit Buta- beginnenden Medikamente
Carusol
Debutazon
Elmedal
Ircodenyl
Irgapyrin
Meliobal
Mephabutanal
Mephapyrin
Pyrabutal
Qualibutazon
Realin
Tanderil
Tomanol
Dazu eine große Menge von Kombinationspräparaten

nur harmlose Magenbeschwerden auf. Sie sind selten Ursache von Magenblutungen infolge erosiver Gastritis oder Ulcus. Ob die Medikamente ulcerogen sind oder ob ein vorher asymptomatisches Ulcus unter der Therapie blutet, ist praktisch nicht von Bedeutung. Jeder Patient mit nachgewiesener Gastritis, besonders erosiver Gastritis, und jeder Patient mit einem Ulcus ist darauf hinzuweisen, daß er während der Dauer seines Lebens keines dieser Medikamente ohne zwingende Indikation und ohne strikte Überwachung einnehmen soll. Da fast alle Schmerz-, Fieber- und Rheumamittel eines dieser Präparate enthalten, ist es am zweckmäßigsten, dem Patienten 2–3 Medikamente anzugeben, die er gegebenenfalls einnehmen kann gegen Schmerzen, Fieber oder rheumatische Beschwerden z.B. Optalidon, Cibalgin, Distalgesic, Novalgin. Ist die Indikation für Glucocorticoide oder Antirheumatica zwingend, so ist es zweckmäßig, gleichzeitig hochdosiert Antacida zu verabreichen, obwohl damit das Risiko einer Ulcusentstehung oder Blutung nicht sicher behoben ist.

3.4.3. Ulcuskrankheit

Pathogenese: Das Ulcus ist das Resultat der Selbstverdauung eines umschriebenen Teiles der Magen- oder Zwölffingerdarmschleimhaut durch das Pepsin des Magens. Da Pepsin nur in stark saurem Milieu wirken kann, ist die Salzsäureproduktion des Magens eine der Grundbedingungen für das Entstehen des Ulcus: ohne Säure kein Ulcus. Die normale Magen- und Zwölffingerdarmschleimhaut wird vor der Selbstverdauung geschützt durch Antiautodigestionsfaktoren, deren

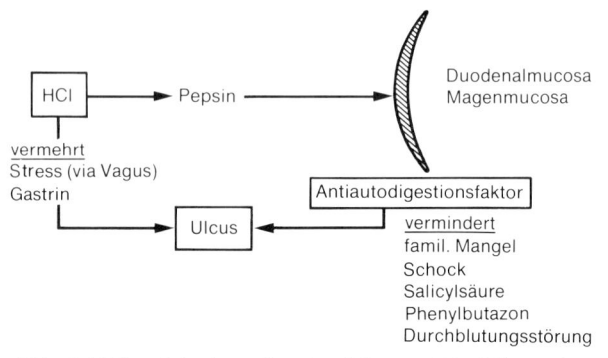

Abb. 9. HCl und Antiautodigestionsfaktoren. Die Selbstverdauung der Magen- und Duodenalmucosa wird durch unbekannte Substanzen (Antiautodigestionsfaktoren) verhindert. Überproduktion von Säure und Mangel dieser Faktoren führen zu Ulcerusentstehung

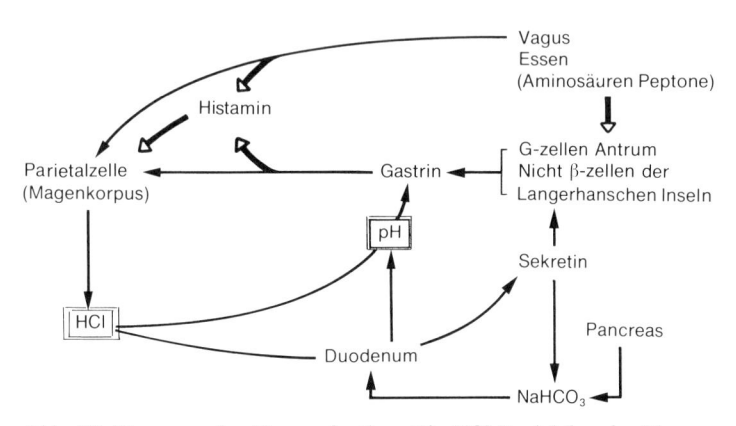

Abb. 10. Steuerung der Magensekretion: Die HCl-Produktion des Magens (durch die Parietalzellen der Magenmucosa) ist ein regulierter Vorgang. Stimulierend wirken über den Nervus vagus die Nahrungsaufnahme, über Gastrin Aminosäuren und Peptone. pH-Abfall im Magen hemmt die Säureproduktion, pH-Anstieg steigert die Säureproduktion. Die Rezeptoren des Regelkreises sind hypothetisch: wo ist das pH-Meter?

Natur unbekannt ist. Ein Mißverhältnis zwischen peptischer Aktivität (Säuremenge) und Antiautodigestionsfaktoren führt zum Ulcus (s. Abb. 9).
Die Säuremenge, die von der Magenschleimhaut produziert wird, ist das Resultat eines gesteuerten Vorgangs (s. Abb. 10). Sobald das pH im Antrum ansteigt, steigt die Gastrinproduktion an, welche die Parietalzelle zur Salzsäuresekretion anreizt. Die Produktion von Salzsäure senkt das pH. Die Gastrinproduktion hört auf. In diesem Regelkreis sind uns die wesentlichen Größen unbekannt: Wo ist das pH-Meter? Wo und wie wird der Regelkreis gestört?

Ursachen des Ulcus

s. Abb. 11.

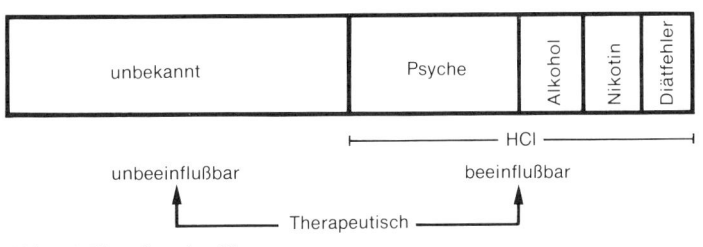

unbekannt	Psyche	Alkohol	Nikotin	Diätfehler

|—————— HCl ——————|
unbeeinflußbar   beeinflußbar
└——— Therapeutisch ———┘

Abb. 11. Ursachen des Ulcus

Symptomatologie

Typisch	*Atypisch*
Nüchternschmerz	Magenbrennen
Schmerzen während der Nacht	Schmerzen im Mittelbauch und Unterbauch
Speichelfluß	
Inappetenz	Konstipation
Gesteigerte Erregbarkeit	Diarrhoe
Periodizität	Retrosternale, linksthorakale, linkslumbale Schmerzen
Schmerzen in der Magengrube	
Schmerzen im Rücken	Völlegefühl und Blähung
Erbrechen – vor allem von saurem Magensaft	Nicht durch Nahrungsaufnahme beeinflußte Schmerzen
Besserung durch Nahrungsaufnahme	

Untersuchungsbefund

Häufig völlig normaler Befund. Umschriebene Druckdolenz rechts und etwas unterhalb des Nabels. Défense selten (s. unter Komplikationen).

Zusätzliche Untersuchungen

Labor: Senkung, Hämoglobin, Hämatokrit, Leukocyten, Diastase sind fast immer normal beim unkomplizierten Ulcus. Hämoglobinbestimmung zum Ausschluß einer Blutung. Amylasebestimmung zur Differentialdiagnose einer akuten Pankreatitis.
Magensaftanalyse zur Diagnose des typischen Ulcus entbehrlich. In unklarer Situation ist stark erhöhte Säureproduktion Hinweis auf Ulcus, stark verminderte Säuresekretion spricht eher dagegen.
Röntgenuntersuchung: Magen-Darm-Passage (zweckmäßigerweise kombiniert mit der Cholecystographie), da häufig gleichzeitig Gallensteine bestehen. Die Röntgenuntersuchung zeigt ein eindeutiges Ulcus in 70% der Fälle. Faltenkonvergenz, Deformation, Magenentleerungsstörung können Hinweise auf Ulcus sein, sind aber nicht beweisend. Bei klinischem Verdacht und negativem Röntgenbefund soll die *Endoskopie* durchgeführt werden.

Röntgenuntersuchung wie häufig?

Bei Ulcus ventriculi nach 8 Wochen Therapie; bei einem Rezidiv alternierend mit der Endoskopie; vor einer Operation. Bei Ulcus duodeni einmal am Anfang, dann nur noch bei unsicherer Diagnose (neuartige oder atypische Symptomatologie), bei Komplikationen und präoperativ. Bei typischem, periodischem Verlauf genügt eine Röntgenkontrolle alle 5 Jahre.

Endoskopie

Durch die Gastroskopie und Duodenoskopie wird der größte Teil der Magen- und Duodenalulcera direkt erkannt. Durch gezielte Biopsie kann über Benignität oder Malignität mit sehr hoher Wahrscheinlichkeit entschieden werden.
Indikation: Beim Ulcus ventriculi ist die Gastroskopie mit Biopsie bei der Erstdiagnose immer durchzuführen. Bei einem Rezidiv nach Ablauf von 2 Jahren.

Beim Ulcus duodeni ist die Endoskopie indiziert, wenn der Röntgenbefund unklar oder negativ ist, beim blutenden Ulcus und wenn das Ulcus nach 3 Monaten üblicher Therapie nicht abheilt.

Die Behandlung des Ulcus

Die Therapie des Ulcus ist einfach, sie muß aber ausführlich mit dem Patienten besprochen werden. Der Zeitaufwand lohnt sich. Dem Patienten soll in leicht verständlicher Form die Krankheit erklärt werden, besonders die Gutartigkeit, die Rezidivhäufigkeit, die Zusammenhänge mit äußeren Ereignissen. Es soll dem Patienten Gelegenheit gegeben werden, Fragen zu stellen, besonders über Empfehlungen und Erfahrungen anderer Ulcuspatienten. Der Patient ist zu warnen vor den schädlichen Einflüssen von Medikamenten der Salicylat- und Phenylbutazongruppe (s. Tabelle 23 u. 24). Er muß jedes ihm verschriebene Medikament auch noch nach Jahren auf ulcerogene Eigenschaften prüfen. Am besten werden dem Patienten je ein Medikament für Schmerzen und Fieber (z.B. Optalidon, Glifanan) und eines bei rheumatischen Beschwerden (z.B. Soripal) empfohlen.

Damit der Patient die Vorschriften befolgt, ist es ratsam, ihm die der Therapie zu Grunde liegenden Überlegungen zu erklären. Diese sind:
- Die Magensäure ist der einzige Faktor, den wir gezielt ausschalten können.
- Die Magensäure wird durch das Essen und durch Medikamente neutralisiert und verbraucht. Daher ist die medikamentöse Behandlung alternierend mit dem Essen durchzuführen.
- Beim Gesunden entspricht die Produktion von Magensäure dem Verbrauch. Beim Ulcuspatienten ist die Magensäureproduktion im Verhältnis zum Gegessenen übermäßig stark und dauert übermäßig lange an (Abb. 12).

Medikamentöse Therapie

1. Verminderung der Säureproduktion durch Anticholinergica und Psychopharmaka
2. Neutralisation der überschüssigen Säuremenge: häufige kleine Mahlzeiten und Antacida zwischen den Mahlzeiten. Wesentlich ist die genügende Dosierung: 6 × 2 Tabl. Alucol o.ä.

Bei heftigen Schmerzen, Nausea oder Erbrechen empfiehlt sich die

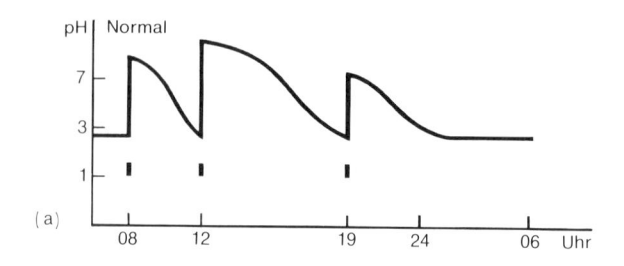

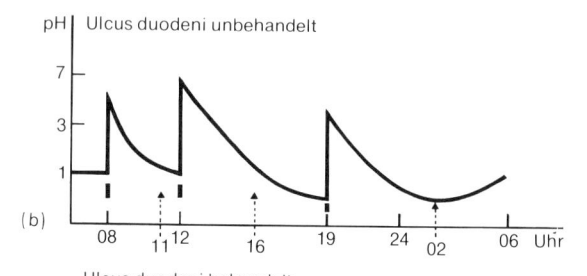

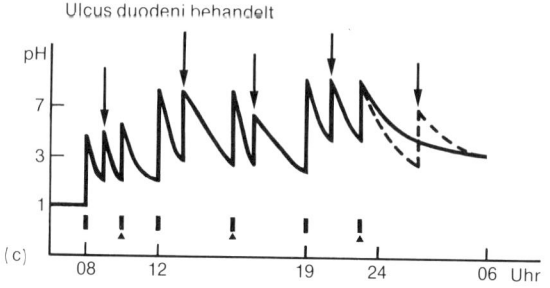

Abb. 12 a–c. Das pH im Magen im Tagesablauf: normal, beim unbehandelten und beim behandelten Ulcus duodeni. ▮: Nahrungsaufnahme, ↓ : Antacidaeinnahme, ▮: Zwischenmahlzeit. (a) Normal: das pH steigt nach Nahrungseinnahme an und sinkt allmählich ab. (b) Ulcus duodeni unbehandelt: das pH ist zu tief und fällt nach Essen zu rasch wieder ab. Zu den ↑ Zeiten treten die typischen „Nüchternschmerzen" auf. (c) Ulcus duodeni behandelt: durch Antacida und Zwischenmahlzeiten wird das Absinken des pH's verhindert

Gabe eines eisgekühlten flüssigen Antacidums (Muthesa, Maaloxan, Alucol Gel): 1 Kaffeelöffel alle 5–10 min bis zum Abklingen der Beschwerden, anschließend alle 30–60 min. Nach Abklingen der Symptome werden die Abstände − mit kleinen Mahlzeiten dazwischen − immer größer.

Warum 6 Wochen Therapie?

Obwohl unter geeigneter Behandlung der Ulcuspatient in wenigen Tagen beschwerdefrei ist, sollte die Behandlung über etwa 6 Wochen weitergeführt werden. Genau wie eine Hautverletzung nur kurze Zeit schmerzt und nachher während der ganzen Heilungsphase nicht mehr stört, verschwinden auch die Ulcusschmerzen, wenn eine oberflächliche Deckung der Läsion erreicht ist, während die Therapie darauf abzielt, das Ulcus von der Tiefe her ausheilen zu lassen. Es ist nicht nötig und nicht zweckmäßig, diesen Heilungsverlauf röntgenologisch oder endoskopisch zu kontrollieren, da wir erfahrungsgemäß wissen, daß ein Ulcus nach 4–6 Wochen abgeheilt ist. Bei sehr großen Magenulcera kann man ruhig einige Monate behandeln, denn die Behandlung ist harmlos und eine gewisse Sicherheitsmarge darf eingerechnet werden. Es scheint, daß sich durch eine solche Behandlungsdauer Frührezidive vermeiden lassen.

Warum heilt ein Ulcus auf diese Behandlung nicht ab?

- Ist es nicht doch ein Carcinom (bei Ulcus ventriculi)?
- Unbeeinflußbare Hyperacidität (Zollinger-Ellison-Syndrom).
- Zusätzliche Faktoren wie Gallensteine, Lebercirrhose, Pankreatitis.
- Der Patient befindet sich in einer persistierenden Stress-Situation.

In dieser und nur in dieser Situation muß der Patient aus dem Arbeitsprozeß herausgenommen werden, gegebenenfalls auch aus dem häuslichen Milieu. Je nach Intensität der Beschwerden wird man ihn hospitalisieren oder zu einem Kuraufenthalt schicken. Ist damit kein eindeutiger Behandlungserfolg zu erzielen, so zögern wir nicht mit der Operationsindikation.

Verhütung von Rezidiven

Das Vermeiden von Rezidiven ist mit keiner der bisher bekannten Therapien möglich. Auch die dauernde strenge Diät und medikamentöse Behandlung verhindert das Auftreten eines Rezidivs nicht.
Daher: Keine Dauertherapie, aber sofortige Wiederaufnahme des Therapieschemas im Beginn des Rezidivs.

Psychotherapie des Ulcus

Die Streitfrage, ob das Ulcus allein auf Grund psychischer Belastungen entsteht oder nur durch diese gefördert und beeinflußt wird, ist akademisch. Zur Behandlung genügt weder die reine Psychotherapie noch die Psychopharmakotherapie. Es ist immer nötig, die Therapie nach den oben angegebenen Richtlinien durchzuführen. Dazu sollte man Psychopharmaka geben (Librium 5, Valium 2, Librax, Tranquobuscopan), wenn nötig ein Schlafmittel, wobei sich Indikation und Dosis nach der subjektiven oder objektiven Irritabilität des Patienten richten.

Der Ulcuspatient hat die Abhängigkeit seiner Schmerzen von Aufregungen oft erfahren, er hat festgestellt, daß besondere Stress-Situationen einen neuen Ulcusschub auslösen können und er und seine Mitmenschen bemerken eine abnorme Reizbarkeit während des Ulcusschubes. Während dem Ulcusschub neigen die Patienten dazu, die Schwere eines Konfliktes zu überschätzen.

Wenn wir mit dem Patienten diese Zusammenhänge besprochen haben, so wird er die Frage stellen, inwieweit er sich im Privatleben und im Beruf nach seinem Ulcus richten muß. Meine Antwort lautet: Der Kopf befiehlt und nicht der Magen. Der Patient soll ruhig also das Leben nach seinem Willen führen, aber er muß berücksichtigen, daß er einen Mittelweg wählen muß zwischen seinen oft ehrgeizigen Plänen und dem gleichzeitig bestehenden Wunsch nach Ruhe und Geborgenheit. Rezidiviert das Ulcus häufig bei einem Patienten, der im Beruf und in mitmenschlichen Beziehungen ungebunden ist, so rate ich zu Änderung der Lebensgewohnheiten. Sind jedoch die allgemeinen Lebensumstände fixiert, so ist bei wiederholten Ulcusschüben die Operation indiziert.

Operation

Indikation:
1. Bei Komplikationen: Blutung, Stenose, Penetration, Perforation.
2. Bei wiederholten Rezidiven mit erheblicher Beeinträchtigung des Allgemeinbefindens oder wiederholter Arbeitsunfähigkeit.

Kontraindikation:
1. Instabile äußere Situation.
2. Atypische Symptome.

Vor der Operation ist es zweckmäßig, noch einmal mit dem Patienten ausführlich sich zu unterhalten. Die Operation ist mit einem Arbeitsausfall von 6–12 Wochen verbunden.

Welche Operation?

Es stehen zur Verfügung die *Vagotomie* und die *Magenresektion*. Bei der *Vagotomie* werden die Vagusfasern, die zu den salzsäureproduzierenden Zellen des Magencorpus führen, unterbunden. Dadurch sinkt die Salzsäureproduktion um mindestens 70% ab. Bei der *trunculären Vagotomie* werden die Vagusstämme im unteren Ösophagusbereich hinten und vorne durchtrennt. Damit wird auch die Motilität des Magens gehemmt und es kommt zu Magenentleerungsstörungen. Die trunculäre Vagotomie muß daher mit einem Verfahren kombiniert werden, welches die Magenentleerung erleichtert: *Pyloroplastik oder Antrektomie.* Die Antrektomie hat den zusätzlichen Vorteil, daß damit die gastrinproduzierenden Zellen des Magens entfernt werden, wodurch die Salzsäureproduktion um weitere 20% gesenkt werden kann. *Bei der selektiven und superselektiven Vagotomie* werden nur die Vagusfasern zum Magencorpus durchtrennt und die Magenmotilität damit kaum beeinflußt. *Nachteile der Vagotomie:* Die Durchtrennung der Vagusfasern führt auch zur Beeinflussung der Dünndarmmotilität mit gelegentlich schweren Diarrhoen (2–4% der Operierten). Antrektomie und Pyloroplastik können unter Umständen zu Sturzentleerungen aus dem Magen mit *Dumping-Syndrom* führen.

Die Vollständigkeit der Vagotomie ist peroperativ schlecht zu kontrollieren. Häufig steigt die Magensekretion nach Vagotomie im Verlaufe der Jahre wieder an, wodurch es zu Ulcusrezidiven kommen kann.

Bei der *Magenresektion* wird die säureproduzierende Magenschleimhaut mit der Magenwand entfernt. Die Bemühungen, während der Operation die magensäureproduzierenden Schleimhautpartien abzugrenzen, sind bisher wenig erfolgreich, so daß meistens arbiträr eine $^2/_3$-Resektion erfolgt. Dabei nimmt man in Kauf, daß bei einigen Patienten zu viel und bei einigen zu wenig Magenschleimhaut entfernt wird. Beim Verfahren nach *Billroth I* wird der Magenrest mit dem Duodenum anastomosiert. Beim Verfahren nach *Billroth II* wird die erste Jejunumschlinge hochgezogen und mit dem Magen anastomosiert. Trotz der unphysiologischen Verhältnisse nach der Operation sind die Operationsresultate erstaunlich gut. Auf Grund unserer heutigen Kenntnisse der Magenphysiologie müßten die Operationsresultate nach Vagotomie, welche die pathophysiologischen Gegebenheiten des Ulcus gezielt angeht, bedeutend besser sein als nach den verschiedenen Magenresektionsverfahren. Da dies nicht der Fall ist, müssen unsere Kenntnisse der Pathophysiologie des Ulcus Lücken haben. *Nachteile der Magenresektion:* Kleiner Magenrest und Resorptionsstörungen durch Ausschalten des Duodenums führen zu *Anämie und Osteomalacie,* Sturzentleerung zum Dumping-Syndrom.

Therapie des Ulcus pepticum jejuni

Das Ulcus pepticum jejuni zeigt an, daß die gewählte Operation ein Mißerfolg war. Konservative Therapie des Ulcus pepticum ist wenig erfolgreich, daher baldige Reoperation.

Therapie des Dumping-Syndroms

Das Dumping-Syndrom ist charakterisiert durch plötzliche Übelkeit, Schweißausbruch bis zu Ohnmacht. Beim Frühdumping treten die Beschwerden 20 min bis $^1/_2$ Std nach dem Essen auf, beim Spätdumping nach 2–3 Std. Die Symptome des Dumpings haben Ähnlichkeiten mit den Symptomen einer Hypoglykämie. Der Blutzucker beim Dumping-Syndrom ist aber normal. Das Dumping-Syndrom hängt mit der ungesteuerten Magenentleerung nach Umhebung des Pylorus zusammen. Hyperosmolare Lösungen gelangen ins Dünndarmlumen und in die Dünndarmmucosa. Ob in der weiteren Pathogenese mehr Diffusionsprozesse oder hormonale (Enteroglucagon) Faktoren eine Rolle spielen, ist unklar.

Therapie: Biguanide, welche die Resorption von Monosacchariden aus dem Dünndarm hemmen, wirken manchmal gut z. B. Glucophage 2 Tabletten vor dem Essen. Bei anderen Patienten hilft folgende Diät: Einnahme einer kleinen fettreichen Mahlzeit (Butterschnitte mit Käse oder Salami) $^1/_2$ Std vor der Hauptmahlzeit. Vermeiden von Zucker, besonders zuckerhaltigen Getränken während den Mahlzeiten.

Therapie der Diarrhoe nach Vagotomie ist ein schwieriges Problem. Pathogenese unklar, diskutiert wird eine Motilitätsstörung, bedingt durch Überwiegen des Sympaticotonus nach Ausfall des Vagus. Daher gelegentlich günstige Wirkung durch β-Blocker (Visken 3 × 1 Tablette vor dem Essen). Diphenoxylat (Reasec) hemmt die Darmmotilität (s. S. 10). Tranquobuscopan (Kombination Psychopharmakon mit Spasmolyticum) kann günstig wirken.

Prophylaxe der Osteomalacie und der Anämie

Die Osteomalacie nach Magenresektion ist abhängig von den Eßgewohnheiten und wird, wie die Rachitis, durch genügende Sonnenbestrahlung der Haut verhindert. Durch genügende Calciumzufuhr (Milch und Käse) und Vitamin D-Gaben läßt sich die Osteomalacie vermeiden.
Durch Kontrolle des Serumeisens und des Hämoglobins nach der Operation und durch entsprechende Substitution wird der Anämie vorgebeugt.

Das Problem der schlechten Operationsresultate

Ein schlechtes Operationsresultat ist merkwürdigerweise immer ein viel größeres Problem als ein Versagen nach medikamentöser Therapie. Persistierende Schmerzen werden von einigen Patienten als Hinweis auf Carcinom verstanden. Diese Angst muß durch ein offenes Gespräch beseitigt werden. Die Beschwerden versuchen wir durch symptomatische Therapie zu beeinflussen. Nach einer gewissen Zeit der fruchtlosen Bemühung wird man dem Patienten erklären müssen, daß er mit seinen Beschwerden leben muß, daß er partiell „invalid ist". Wir müssen ihm helfen, sich nicht auf diese Invalidität zu fixieren, sondern seine Aufmerksamkeit anderen Dingen zuzuwenden.

3.4.4. Magencarcinom

Zum Problem der Früherfassung

Weniger als 10% der an Magencarcinom Operierten überlebten 5 Jahre. Das Magencarcinom wurde also fast immer zu spät diagnostiziert. Demgegenüber hat das Frühcarcinom nach japanischen Statistiken eine Heilungsaussicht von 90%. Etwa die Hälfte der Patienten mit Magencarcinom hat schon viele Monate Beschwerden, die Verdacht auf eine Magenkrankheit wecken. Etwa bei einem Drittel sind Röntgenuntersuchungen durchgeführt worden, die negativ verliefen. Bei $^2/_3$ der Magencarcinompatienten treten die ersten Symptome erst auf, wenn das Carcinom bereits unheilbar ist.

So berechtigt die Bemühungen um eine Frühdiagnose des Magencarcinoms sind, so profitiert davon nur ein kleiner Teil der Patienten, wenn man sich nicht entschließen will, symptomfreie, also gesunde Menschen, zu untersuchen. Nach einer japanischen Statistik hatten von 270 983 Untersuchten 0,2% ein Carcinom. Das sind 540 Patienten. Die 5-Jahresüberlebenschance dieser Patienten betrug 40%. Diese 540 Patienten hatten also längst nicht alle ein Frühcarcinom. Wir können aus dieser Statistik schließen, daß unter 100 000 Einwohnern etwa 150 mit einem unerkannten Magencarcinom leben. Das Auffinden dieser 150 Patienten würde erfordern, daß alle über 25jährigen Menschen regelmäßig gastroskopisch untersucht werden.

Ein solcher Aufwand ist aus personellen und ökonomischen Gründen undurchführbar, abgesehen davon, daß erfahrungsgemäß die Aufmerksamkeit des Untersuchers nach über 100 negativ verlaufenen Untersuchungen unter die kritische Schwelle absinkt.

Das Frühcarcinom wird heute entdeckt:
1. als Zufallsbefund bei Patienten, die wegen uncharakteristischen, meist psychogenen Beschwerden geröntgt werden;
2. anläßlich einer Gastroskopie wegen blutenden Läsionen, häufig nach Antikoagulation oder Salicylat-Butazolidin-Therapie;
3. bei einer Gastroskopie, durchgeführt aus anderen Gründen ohne Verdacht auf Carcinom;
4. relativ selten bei einem primär auf Carcinom verdächtigen Befund: Nüchternschmerz ohne Ulcusbefund usw.

Klinik des Magencarcinoms

Bei Männern doppelt so häufig wie bei Frauen ist das Magencarcinom mit zunehmendem Alter häufiger. Fälle unter 40 Jahren sind jedoch keineswegs selten.

Histamin-refraktäre Achylie und perniciöse Anämie von langer Dauer prädisponieren zum Magencarcinom. Ebenso ist ein Magencarcinom nach Magenresektion häufiger als zu erwarten. Andererseits ist der Magensaft nur bei $^1/_4$ aller Magencarcinome anacid.

Symptome

Schmerzen, Anorexie, Gewichtsverlust, allgemeines Unwohlsein, Anämie, Hämatemesis.

Alle Symptome sind uncharakteristisch, d. h. sie kommen bei anderen Krankheiten ebenfalls vor. Außerdem treten sie spät auf. Das Magencarcinom nach Magenresektion macht die gleichen Symptome, aber früher, da die Reserve des Magens vermindert ist. Jeder Magenresezierte weiß, wieviel er seinem Magen zutrauen darf. Er bemerkt eine Änderung dieses Zustands relativ früh.

Untersuchungsbefund

Die klinische Untersuchung ist negativ, außer bei großen palpablen Tumoren und Metastasenlebern. Der vergrößerte Virchowsche Lymphknoten in der linken Supraclaviculargrube ist gelegentlich das erste Zeichen eines metastasierendem Carcinoms.

Röntgenuntersuchung: Über die Technik s. S. 194ff. Nur bei fortgeschrittenem polypösem oder ulcerierendem Carcinom wird die Röntgenuntersuchung eindeutig ausfallen (Typ 1 und 2 der Abb. 13). In allen übrigen Fällen bringt auch die Doppelkontrastmethode mit do-

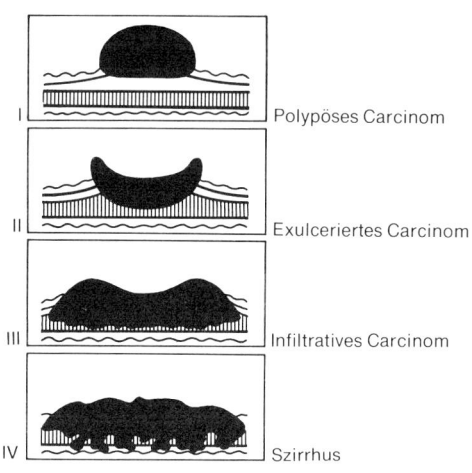

Abb. 13. Klassifikation des fortgeschrittenen Magencarcinoms (nach Bormann)

sierter Kompression, die immer anzuwenden ist, im besten Fall Verdachtsmomente. *Die Ansicht, daß ein Magenulcus benigne sei, wenn es nach 6-wöchiger Therapie kleiner wird oder abheilt, ist falsch.* Das Oberflächencarcinom entgeht der Röntgendiagnostik, solange es kleiner als 3 cm ist. Die ulcerierenden Formen (Abb. 14, Typ 3) zeigen oft eine deutliche Heilungstendenz durch eine Ulcustherapie. Die Röntgenuntersuchung ist also zu ergänzen durch die *Gastroskopie. Indikation:* Alle Magenulcera. Normaler Röntgenbefund bei Verdacht auf Magenerkrankung. Alle zweifelhaften Röntgenbefunde. Alle Röntgenbefunde, die nicht eindeutig normal ausfallen (Gastritis, grobe Falten, ungenügende Schleimhautdarstellung, Atonie usw.).

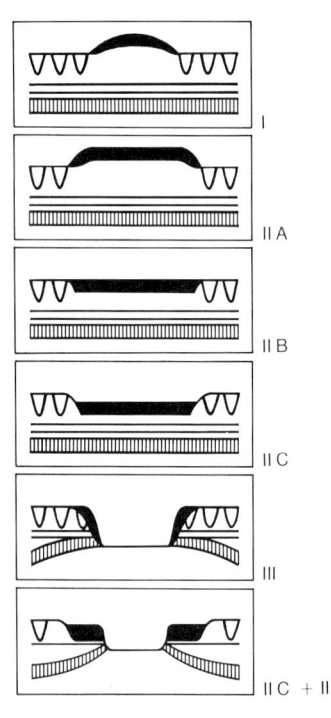

Abb. 14. Japanische Klassifikation des Magenfrühcarcinoms: schwarz sind die carcinomatösen Infiltrate gezeichnet. Sie sind erhaben (Typ I und II A), flach (Typ II B) oder ulcerös (Typ II C und III)

Es ist falsch, eine Röntgenuntersuchung zu wiederholen, bevor nicht die Gastroskopie durchgeführt worden ist. Über die Endoskopie s. S. 208.

Magenbiopsie: Die Gastroskopie ist zu ergänzen durch die gezielte Biopsie. Nur mehrfache Biopsien, die sicher aus der verdächtigen Zone entnommen sind, erlauben den Ausschluß eines Carcinoms. Bei zweifelhaftem histologischem Befund müssen die Unannehmlichkeiten einer zweiten gastroskopischen Untersuchung in Kauf genommen werden, um die Diagnose zu sichern.

Magensekretionsanalyse: Wertlos für die Diagnose des Carcinoms.

Cytologische Aufarbeitung des Magensaftes: Diagnostisch wertvolle, aber aufwendige Methode, die nur in wenigen Instituten durchgeführt wird.

Therapie

Einzige kurative Therapie ist die Resektion. Über palliative Therapie und postoperatives Vorgehen s. S. 10ff.

3.5. Dünndarm

Der Dünndarm erkrankt verhältnismäßig selten.
Dünndarmkrankheiten sind:
– Ulcus duodeni (s. S. 79)
– akute infektiöse Enteritis
– Lactasemangel
– Enterocolitis regionalis (Crohnsche Krankheit) (s. S. 117)
– einheimische Sprue
– vasculäre Insuffizienz (s. S. 111)
– benigne und maligne Tumoren
– Invagination
– Dünndarmdivertikel
– Meckelsche Diverticulitis.

3.5.1. Pathophysiologie der Diarrhoe

Die im Stuhl ausgeschiedene Flüssigkeitsmenge ist unabhängig von der Trinkmenge (Abb. 15).
Die Resorptionskapazität und -geschwindigkeit im Dünndarm ist so groß, daß jede aus dem Magen entleerte Flüssigkeitsmenge bereits im

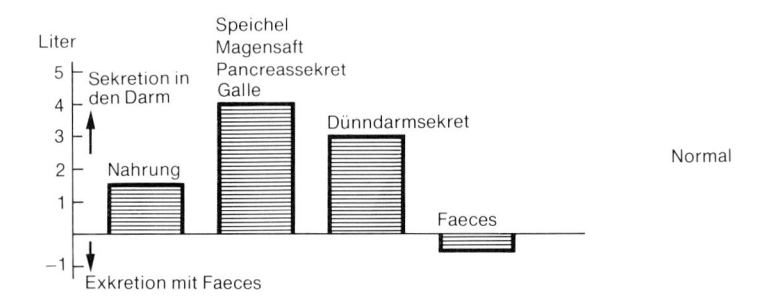

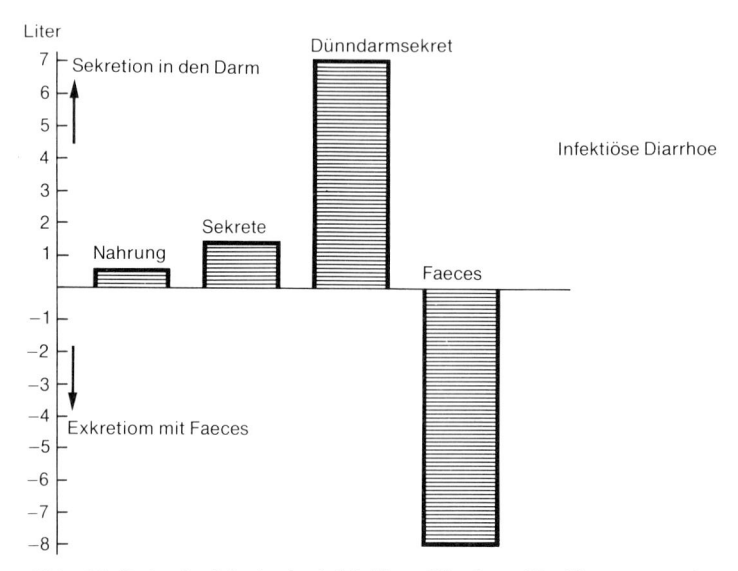

Abb. 15. Pathophysiologie der infektiösen Diarrhoe: Die Hauptmenge des Wassers im Diarrhoestuhl stammt aus dem Dünndarm, in welchen es durch den Entzündungsprozeß aktiv sezerniert wird

oberen Dünndarm zu 100% resorbiert wird. Gleichzeitig und fast ebenso schnell wird aber eine große Menge von Wasser ins Dünndarmlumen sezerniert, so daß die Nettoresorption klein ist. Dieser rasche und voluminöse Wasseraustausch hat zur Folge, daß die Chyme im Jejunum bereits isoosmotisch mit dem Blute ist.

Die vom Dickdarm resorbierte Flüssigkeitsmenge ist also im Vergleich mit dem Dünndarm gering (s. Tabelle 25).

Tabelle 25. Intestinale Wasserbilanz (l/24 Std)

Trinkwasser und Nahrungswasser	1,5–2
Wassergehalt des Stuhles	0,1–0,3
Intestinale Sekretion	ca. 7
Speichel	0,2–2
Magensaft	0,5–1,5
Pankreassekret	0,2–1
Galle	0,2–1,5
Dünndarmsekret	1,2–4
Resorptionskapazität des Magens	1,5% der zugeführten Menge
Resorptionskapazität des Dünndarms	200–400 ml/min
Resorptionskapazität des Colons	2,5 l/Tag

Diarrhoe bei Dickdarmkrankheiten führt nie zu erheblichem Flüssigkeitsverlust. Auch bei schweren Dickdarmkrankheiten ist die Resorptionsfähigkeit des Dickdarms nicht vollständig aufgehoben. Der Verlust an Kalium und Eiweiß durch aktive Sekretion von kalium- und protein-reichem Sekret ist pathophysiologisch wesentlicher.

Die großen Flüssigkeitsverluste durch den Stuhl entstehen bei den akuten infektiösen Diarrhoen. Extremfall: Cholera. Das in den Faeces ausgeschiedene Wasser stammt aus in den Dünndarm sezerniertem Sekret („Dünndarmschnupfen") und kann mehrere Liter betragen. Die Resorptionskapazität des Colons kann bei diesen Erkrankungen normal sein (vgl. Abb. 15).

3.5.2. Infektiöse Darmkrankheiten (Tabelle 26)

Aus Zeitungsberichten wissen wir, daß früher nur in bestimmten Gebieten vorkommende Infektionskrankheiten heute über die ganze Welt verschleppt werden können. Die häufigste Ursache der akuten

Tabelle 26

Erkrankung	Häufigste Erreger bzw. andere Ursachen	Vorkommen	Inkubationszeit	Charakteristische Merkmale der Erkrankung
Salmonellosen a) gastroenteritische S.	(ca. 40 pathogene Salmonellenstämme)	weltweit verbreitet	Stunden bis 3 Tage	Bild der akuten Gastroenteritis ohne oder mit nur mäßigem Fieber, Austrocknung
b) typhöse S.: Typhus abdominalis (Typhoid)	S. typhi	weltweit verbreitet	7–14 Tage	Typischer Fieberverlauf (langsamer Anstieg, F. continua, dann intermittierende Temperatur), Benommenheit, Roseolen, Milztumor, Erbsbreistuhl
Paratyphus A, B, C	S. paratyphi A, B, C	weltweit	1–10 Tage	Typhusähnliches Krankheitsbild. Paratyphus A und C machen kaum Durchfälle
Shigellosen (Bakterienruhr)	Sh. sonnei, Sh. flexneri u.a.	weltweit verbreitet	1–6 Tage	Heftige Tenesmen, schmerzhafter Stuhldrang, blutig-schleimiger Stuhl, bis 40mal in 24 Std
Cholera	Vibrio cholerae, Vibrio El Tor	Celebes, Indonesien, Philippinen, Korea, Hongkong, China, Malaysia, Thailand, Burma, Indien, Pakistan, Bangladesh, Japan, Afghanistan, Iran,	1–6 Tage	Wäßriger Durchfall, (Reiswasserstuhl) mit enormem Wasserverlust, Erbrechen, Hypothermie

Tabelle 26 (Fortsetzung)

			Türkei (1970), Zentralafrika (1971), Spanien (1971), Italien (1973)
Amöbenruhr	Entamoeba histolytica (Fliegen sind wichtige Überträger)	In allen tropischen und subtropischen Ländern, in Griechenland, Albanien, Jugoslawien, Südspanien, Südfrankreich, Malta, Marokko, Nildelta, Dardanellengebiet, UdSSR, Indien, Indochina, Indonesien, Malaysia, China, Zentralafrika, Australien	1–4 Wochen	Beginn des Durchfalls allmählich, blutig-schleimiger Stuhl (Fleischwasser- oder Himbeergeleestuhl), Neigung zu Rückfällen, Leberabsceßgefahr
Virus-Enteritis	Echo-, Coxsackie- und Adenoviren	weltweit verbreitet	1–5 Tage	Kopfweh, Flatulenz, wäßriger Durchfall unter Koliken, Erbrechen („Bauchgrippe")
Durchfall infolge Nahrungsmittelvergiftung	Toxine von Salmonellen, Staphylo- und Streptokokken, enteropathogenen Coli, Proteus (meist hitzebeständig!)		6–40 Stunden	Perakute Gastroenteritis, mit Erbrechen und starken Flüssigkeitsverlusten. Prognose meist gut

Gastroenteritis, die besonders bei Ortswechsel auftritt, scheinen Viren und pathogene Colitypen (0 124 B 17) zu sein. Bei diesen akuten, innerhalb von 1–5 Tagen abklingenden Gastroenteritiden gelingt der Erregernachweis so selten, daß auf die Untersuchung verzichtet werden kann.

Nahrungsmittelvergiftung

Enthält das verdorbene Nahrungsmittel eine hohe Zahl von bakteriellen Toxinen, so tritt der akute Brechdurchfall innerhalb weniger Stunden auf. Nehmen wir hingegen mit der Nahrung Infektionserreger zu uns, so braucht es eine Inkubationszeit, die meistens 24 Std nicht übersteigt. Es ist schwierig, das verantwortliche Nahrungsmittel zu identifizieren. Häufige Infektionsquelle ist das Wasser. Das wiederholte Tiefgefrieren von Nahrungsmitteln leistet bakterieller Zersetzung Vorschub.

Vorgehen bei akuter, infektiöser Gastroenterocolitis

Klinikeinweisung erfolgt bei Exsikkose, Blutdruckabfall, Bewußtseinstrübung, bei mangelnder Hygiene und hoher Ansteckungsgefahr. Säuglinge sollten frühzeitig hospitalisiert werden. Meldung an die Gesundheitsbehörde nur bei gehäuftem Auftreten erforderlich.

Therapie

Bettruhe, Wärme, Nahrungskarenz während 24 Std, Flüssigkeitszufuhr, wenn möglich peroral (Tee mit Zucker, Trinkbouillon zum Kochsalzersatz). Bei persistierendem Erbrechen: Infusionen von NaCl und Glucose. Metoclopramid: Beginn mit 20 mg i. m., später per os. Gegen Diarrhoe: Im Beginn Pethidin 1 mg/kg/KG i. m., später Tinctura opii oder Reasec per os.
Antibiotica: Vor Einsatz von Antibiotica bakterielles Material entnehmen: Faeces zur Kultur, Blut zur Kultur, evtl. Agglutination, weißes Blutbild. Mexaform: Bei akuter Diarrhoe hohe Dosis im Beginn (10 Tabl. innerhalb der ersten 12 Std, anschließend 3 × 2 Tabl.). Bactrim: (Trimetoprim + Sulfamethoxazol) 4 g in den ersten 24 Std, später 2 g/Tag. Ampicillin: 1,5–2 g/24 Std, erst nach Erregernachweis.

3.5.3. Milchintoleranz durch Lactasemangel

Der Lactasemangel ist eine der häufigsten Ursachen von Diarrhoe beim Erwachsenen. 16% der erwachsenen Bevölkerung Deutschlands sind davon betroffen.

Pathophysiologie

Der Milchzucker, die Lactose, ist ein Disaccharid, bestehend aus je einem Molekül Glucose und einem Molekül Galaktose. Zur Resorption (s. Abb. 16) muß das Disaccharid in die beiden Monosaccharide aufgespalten werden, was mit Hilfe des Fermentes Lactase geschieht, welches im Bürstensaum der Dünndarmepithelzelle lokalisiert ist. Nach Resorption kommt es zu einem Anstieg des Blutzuckers. Bei Fehlen des Fermentes Lactase kann Lactose nicht resorbiert werden, bleibt infolgedessen im Dünndarmlumen und führt zu osmotischer Diarrhoe.

Symptome

Diarrhoe, gelegentlich begleitet von Blähungen und Bauchgrimmen, tritt auf nach Einnahme von Milch und milchzuckerhaltigen Nahrungsmitteln. Je nach der Menge des eingenommenen Milchzuckers und dem Grade des Lactasemangels tritt Diarrhoe bereits 1–2 Std nach der entsprechenden Mahlzeit auf. Spätestens 24 Std nach Weglassen von milchzuckerhaltigen Speisen hört die Diarrhoe auf.

Diagnose

Beim Verdacht auf Lactasemangel genügt es, dem Patienten die Einnahme von Milch und milchzuckerhaltigen Nahrungsmitteln zu verbieten. Wenn nach 3 Tagen dieser Diät die Diarrhoe nicht behoben ist, so ist der Lactasemangel nicht die (alleinige) Ursache der Diarrhoe. Zur Sicherung der Diagnose wird der *Lactosebelastungsversuch* durchgeführt: Blutzuckerbestimmung während 2 Std nach oraler Gabe von 50 g Lactose. Normalerweise steigt der Blutzucker um 30 mg% oder mehr über den Nüchternwert an. Bei Lactasemangel steigt der Blutzucker nicht an und es tritt Diarrhoe auf. Lactasenachweis im Dünndarmbiopsiepräparat erfordert ein speziell dafür eingerichtetes Labor und ist beim Erwachsenen ohne Bedeutung.

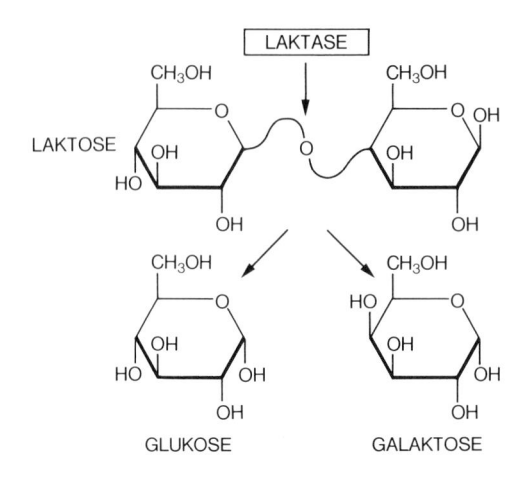

(a)

(b)

Abb. 16 a und b

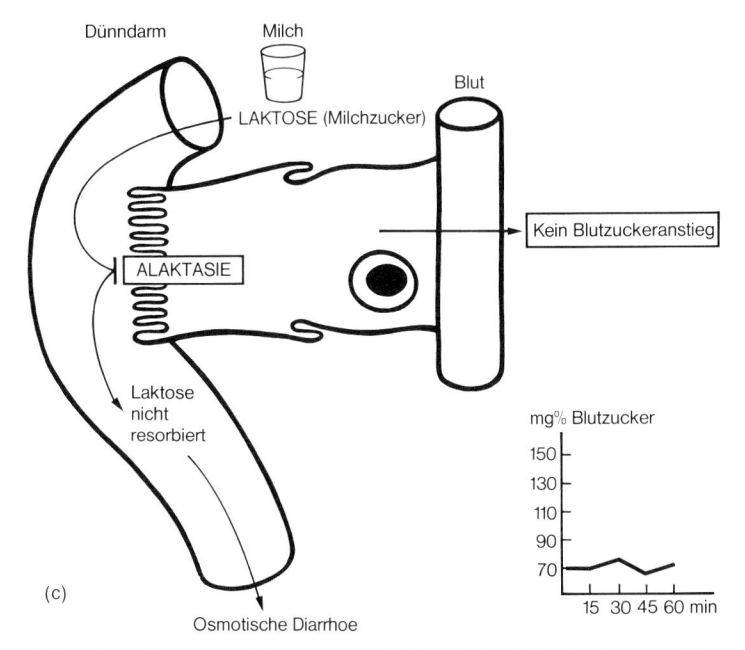

Abb. 16 a–c. Lactase und Lactasemangel. (a) Die Funktion der Lactase: Das Disaccharid Lactose = Milchzucker wird in die Monosaccharide Glucose und Galactose aufgespalten. (b) Normale Lactoseresorption: Eingenommene Lactose wird durch die Lactase im Bürstensaum der Dünndarmzelle in Glucose und Galactose aufgespalten und resorbiert. Es erfolgt ein Blutzuckeranstieg. (c) Fehlende Lactoseresorption bei Alactasie (Lactasemangel). Eingenommene Lactose wird nicht resorbiert und führt zu osmotischer Diarrhoe. Es erfolgt kein Blutzuckeranstieg

Ätiologie

Der Lactasemangel ist genetisch bedingt. Es gibt Bevölkerungsgruppen mit obligater Alactasie. Im Säuglings- und Kindesalter ist die Alactasie aber eine äußerste Seltenheit. Sie manifestiert sich meist erst nach der Pubertät und wird mit zunehmendem Alter häufiger.

Da der Milchkonsum nach der Pubertät natürlicherweise abnimmt, wird die Lactoseintoleranz oft erst später entdeckt. Viele Patienten lassen aus Erfahrung von selbst Milch- und Milchprodukte weg. Lactoseintoleranz ist ein obligates Symptom bei unbehandelter Sprue.

Therapie:

Weglassen der Lactose aus der Nahrung, d.h. Abstinenz von sämtlicher Milch und Milchprodukten, in denen der Milchzucker nicht vergoren ist. Milchzucker findet sich außerdem in zahlreichen Konserven (Kompott, Konfitüren u.a.); in einigen Ländern auch in Wurstwaren und in zahlreichen Backwaren. Die meisten Patienten ertragen kleine Mengen Lactose, so daß es meist genügt, eine milchfreie Diät zu verordnen.

Milch und Milchprodukte sind Hauptlieferant von Calcium. Über Calciummangel bei Lactoseintoleranz ist nichts bekannt. Patienten mit latenter Osteoporose sollten zusätzlich Calcium erhalten.

3.5.4. Einheimische Sprue

(gluteninduzierte Enteropathie, Coeliakie, idiopathische Steatorrhoe)

Pathogenese

Der Krankheit liegt eine Atrophie des Dünndarmepithels mit konsekutiver Malabsorption zugrunde. Die Zottenatrophie wird verursacht durch Gliadin, einen Bestandteil von Gluten, der Proteinfraktion des Getreides. Man nimmt an, daß ein genetisch bedingter Enzymdefekt die Aufspaltung von Gliadin in die Aminosäuren verhindert. Die Resorption von Gliadin führt zur Ausbildung von Gliadinantikörpern und in der Folge zu immunologischen Prozessen in der Dünndarmmucosa, welche die typische Schleimhautatrophie zur Folge haben.

Symptome

Bei Kindern ist das Bild der Coeliakie charakteristisch: reizbare Kinder mit Wachstumsstillstand, Unterernährung, aufgetriebenem Bauch und Fettstühlen. Beim Erwachsenen sind oft die Folgen der Malabsorption das erste Zeichen einer Dünndarmkrankheit (s. S. 51). Gelegentlich sind Diarrhoe und Steatorrhoe erste klinische Manifestationen. Im allgemeinen dauern die Symptome bereits jahrelang, bevor die Diagnose gestellt wird.

Diagnose

Dünndarmbiopsie: Die Veränderungen der Dünndarmmucosa sind im proximalen Dünndarm am ausgeprägtesten und nehmen gegen das Ileum zu ab. Die Zotten sind atrophisch und die Submucosa entzündlich infiltriert. Jede einzelne Dünndarmzelle ist mehr oder weniger stark verändert.

Röntgenbefund: Auf Grund des Röntgenbefundes ist höchstens eine Verdachtsdiagnose möglich. Die typischen Zeichen sind Dilatation der Dünndarmschlingen, grobe Kerckringsche Falten, Ausflockung von Kontrastmittel.

Laborbefunde: s. S. 52.

Behandlung: Glutenfreie Diät*.

Bereits vorhandene Mangelzustände müssen durch Vitaminzusatz und Eisentherapie korrigiert werden: vor allem Eisen, Calcium, Magnesium, Folsäure, fettlösliche Vitamine A, D, E, K.

3.6. Dickdarm

Über *Constipation* s. S. 62.
Über *Diarrhoe* s. S. 47.
Über *Infektionen* s. S. 95.

3.6.1. Appendicitis

Ätiologie und Pathogenese der Appendicitis sind nicht geklärt. Gelegentliche Obstruktion des Lumens durch Faecalithen, Kirschensteine und andere Nahrungsbestandteile. Ulcera der Appendixmucosa, deren Ursache unbekannt ist, können Eintrittspforte der Infektion sein. In jedem Fall handelt es sich um eine bakterielle Infektion sämtlicher Wandschichten mit raschem Übergang in Phlegmone und Gangrän mit Perforation.

---

* Ich empfehle die Anleitung von PD Dr. Shmerling und M. Schmiediger „Die glutenfreie Ernährung bei Coeliakie". Schwabe Verlag, Basel-Stuttgart, 1973.

Symptome

Häufig Prodromalstadium mit an- und abschwellender Malaise und Schmerzattacken. In diesem Stadium kann die Erkrankung abklingen oder sich innerhalb von einigen Tagen oder auch nur Stunden zum Vollbild entwickeln.
Schmerz im Mittelbauch oder rechten Unterbauch, verstärkt bei Bewegungen vor allem des rechten Beins, daher die bekannte Schonhaltung mit gebeugtem Bein.
Lokale Peritonitis zeigt sich durch plötzliche Verstärkung der Schmerzen mit Brechreiz und Erbrechen an.
Fieber fehlt bei stärkeren Schmerzen nie. Temperatur rectal höher als axillär, Fieberanstieg als Zeichen der Ausbreitung der Infektion, in den ersten Stunden selten höher als 38,5°. Erbrechen: Typisches Symptom bei umschriebener Peritonitis, im Verhältnis zum Schmerz im Hintergrund.
Konstipation oder − häufiger − Diarrhoe.

Befund

Druckdolenz ganz umschrieben. Oft nicht an der typischen Stelle im rechten Unterbauch. Défense und Entlastungsschmerz bei lokaler Peritonitis. Dolenz bei rectaler Palpation. Subjektive Schmerzen und Untersuchungsbefund stimmen überein. Bei retrocoecaler Appendicitis Palpationsbefund relativ bescheiden.

Labor

Leukocytose mit Linksverschiebung, gelegentlich nur Linksverschiebung.

Differentialdiagnose

Appendicitis ist die häufigste Ursache eines akuten Abdomens (Differentialdiagnose, s. S. 26). Es sind die Krankheiten auszuschließen, bei denen eine sofortige Operation kontraindiziert ist: akute Gastroenteritis (Erbrechen und Diarrhoe im Vordergrund), akute Cystopyelitis (Urinbefund), Pankreatitis (Diastase im Urin erhöht, Schmerz weniger lokalisiert, Défense in Oberbauchmitte), Ileitis terminalis (palpables Ileum, Zeichen von Subileus, Verlauf meist langsamer).

Therapie

Operation, möglichst bald, auch bei Verdachtsdiagnose (Schmerzen, Leukocytose, Subfebribilität — ohne Défense).
Konservative Therapie: Bei schlechtem Allgemeinzustand auf Grund einer vorbestehenden Situation oder infolge Verschleppung der rechtzeitigen Therapie ist es zweckmäßig, die Operation zu vertagen und eine Behandlung zu beginnen mit:
- Flüssigkeitsersatz
- parenteraler Ernährung
- Antibiotica (Ampicillin, Tetracyclin, Cephalotin) in hoher Dosis in Dauertropfinfusion
- Magensonde mit kontinuierlichem Absaugen.

Je nach Verlauf spätere Operation, wobei der erfahrene Chirurge die Risiken der Operation und des Abwartens abwägen soll.
Postoperativ: Antibiotica sind bei unkomplizierter Appendicitis und Operation nicht notwendig. Wundabsceße, lokalisierte pericoecale und *Douglas-Absceße* sind bei perforierter Appendicitis nicht selten. Septische postoperative Temperaturen auch ohne lokalen Befund sind ein sicherer Hinweis auf einen Absceß.
Therapie: Incision und Drainage.

3.6.2. Diverticulose und Diverticulitis

Divertikel sind Ausstülpungen von Darmschleimhaut durch Lückenbildung in der zirkulären Muskelschicht. Sie bestehen aus Mucosa, Submucosa und einer feinen Schicht Längsmuskulatur.

Pathologie

Divertikel des Colons sind häufig. Sie kommen in allen Abschnitten des Colons vor, sind aber im unteren Descendens und Sigma am häufigsten. Dort können sie Ursache von Beschwerden und Komplikationen werden. Die Zahl der Divertikel nimmt mit dem Alter zu: Sie sind eine Alterserscheinung des Darmes. Ausgedehnte Diverticulose kommt als Anlageanomalie bei jungen Menschen vor.

Diverticulose

Symptome

Die unkomplizierte Diverticulose macht keine Beschwerden und ist meist Zufallsbefund. Oft sind die Symptome die gleichen wie bei spastischem Colon: Verstopfung abwechselnd mit Diarrhoe, Schmerzen im linken Unterbauch in Zusammenhang mit der Defäkation. Diverticulose und spastische Konstipation kommen so häufig gemeinsam vor, daß man einen ursächlichen Zusammenhang annehmen darf, in dem der erhöhte Druck im Darmlumen die Mucosa zwischen den Ringmuskelbündeln herausdrückt (s. Abb. 17). Diverticulose kommt auch ohne Konstipation vor und bleibt dann bis zum Auftreten von Komplikationen asymptomatisch. Die Komplikationen der Diverticulose sind Diverticulitis und Blutungen.

Diverticulitis

Divertikel entzünden sich durch die Kombination von Stase und Infektion.

Formen der Diverticulitis

1. Akute Diverticulitis mit perifocaler Peritonitis und Perforation „Appendicitis links". Das klinische Bild ist ähnlich wie dasjenige der akuten Appendicitis.
Perforation oft gedeckt, daher nicht dramatisch. Absceßbildung klinisch oft stumm. Für die *Diagnose* ist eine Röntgenuntersuchung des Colons erforderlich. Perforation und Absceßhöhlen anhand des Bariumaustrittes auf dem Restbild suchen.
Therapie: Im Unterschied zu Appendicitis acuta ist das Alter des Patienten höher. Die Operation, die eine Teilresektion des Colons nötig macht, ist bedeutend risikoreicher. Daher nicht möglichst frühzeitige Operation, sondern Operation nach bestmöglicher Vorbereitung des Patienten.
Präoperative Therapie: Antibiotica (Ampicillin, Tetracyclin, Cephalotin).
Spasmolytica und Schmerzmittel nach Bedarf. *Flüssige, evtl. parenterale Ernährung.* Die Therapie wird fortgesetzt bis sich die Zeichen der akuten Infektion zurückgebildet und der Allgemeinzustand gebessert hat.

Operationsindikation: Perforationen. Absceß- und Fistelbildungen. Zeichen der Peritonitis. Nach Abheilung einer akuten, febrilen Episode.

2. Rezidivierende Diverticulitis (Diverticulitistumor): Wiederholte Entzündung einzelner Divertikel und Abheilung mit Vernarbung und Schrumpfung des betroffenen Darmsegmentes sowie mit Fibrosierung im anhaftenden Fettgewebe führt zu allmählicher Einengung des Darmlumens und tumorähnlicher Verdickung des erkrankten Darmabschnittes. Gelegentlich scheint die Diverticulose auch ohne rezidivierende Entzündung allein durch Kontraktion und Hypertrophie der Darmmuskulatur zu einem tumorähnlichen Prozeß zu führen, der schließlich zur Darmobstruktion führt. Die Entzündung und Infektion ist dann ein sekundärer Prozeß.

Klinisch laufen die entzündlichen Episoden teils völlig asymptomatisch ab, teils unter dem Bild der akuten Diverticulitis.

Das Krankheitsbild ist das einer Passagebehinderung im unteren Dickdarm mit Subileus: Schmerzen, Koliken, Stuhlverhaltung, paradoxe Diarrhoe z. T. mit Peritonitis.

Differentialdiagnose: Carcinom: Röntgenkontrasteinlauf und Rektoskopie ergeben oft die richtige Diagnose, gelegentlich allerdings erst die Operation. Die Endoskopie ist wegen der Passagebehinderung und der Schmerzen erschwert.

Therapie: Operation: Resektion des erkrankten Darmabschnittes nach bestmöglicher Vorbereitung des Patienten und Abklingen der akuten Entzündungen.

Blutungen aus Divertikeln: (Vor allem in höherem Alter). Divertikel dürfen als Blutungsquelle nur angenommen werden, wenn entweder die Blutung aus den Divertikeln endoskopisch direkt beobachtet werden kann (selten) oder eine andere Blutungsquelle sicher ausgeschlossen wurde. Bei starker Blutung mit oder ohne Schock Hospitalisation und Behandlung nach den Richtlinien bei Hämatemesis und Melaena (s. S. 32).

„Irritables Colon"

Mit dieser schlecht definierten Diagnose versehen wir die große Zahl von Patienten mit uncharakteristischen Bauchbeschwerden (s. S. 67), bei welchen auch die sorgfältigste Untersuchung keine organische

Colonmotilität

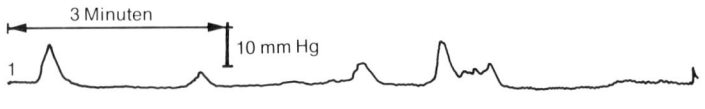

1 — 3 Minuten, 10 mm Hg

Normal

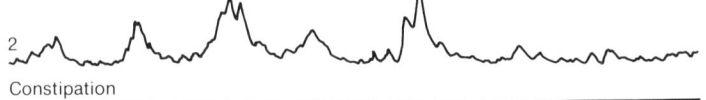

2

Constipation

3

Diarrhoe

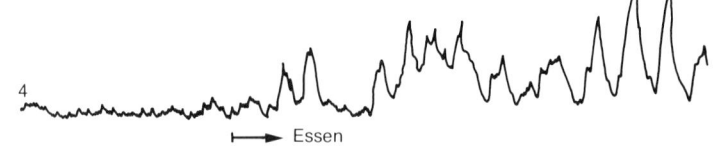

4 ⟶ Essen

Verstärkte Aktivität nach dem Essen bei „irritablem Colon"

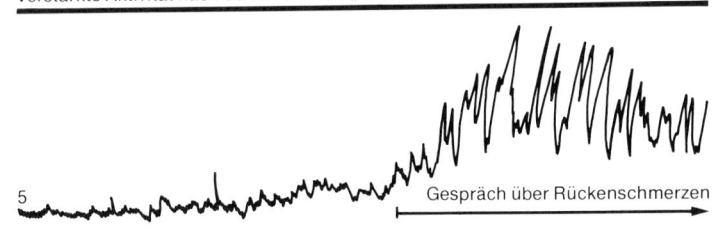

5 Gespräch über Rückenschmerzen ⟶

Emotionale Steigerung der Colonmotilität

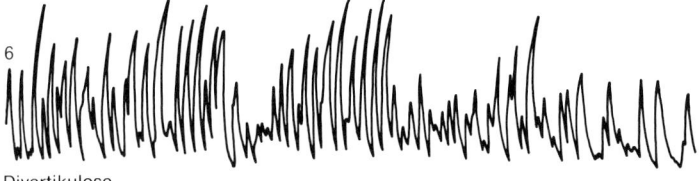

6

Divertikulose

108

Ursache ergeben hat (s. S. 31). Die Diagnose stützt sich auf die Tatsache, daß zahlreiche Beschwerden durch eine Funktionsstörung des Colons verursacht werden können. In diesen Fällen wird mit entsprechenden Methoden (intraluminale Druckmessung, Bestimmung der Schmerzreizschwelle, s. Abb. 17) eine Übererregbarkeit des Colons nachgewiesen. Die Übererregbarkeit des Colons kann eine Reaktion auf einen krankhaften Prozeß im Abdomen sein (Cholecystitis, Ulcus duodeni, Nierensteine u. a.). Dann ist der klinische Verlauf, je nach Grundkrankheit, kurz oder episodisch. Weitaus in den meisten Fällen liegt der Übererregbarkeit aber eine psychische Ursache zugrunde (Colonneurose): nicht das Colon ist irritabel, sondern der Patient. Diese Patienten projizieren ihre Konflikte in den Darm (s. S. 56). Daß das Colon rasch und empfindlich auf psychische Reize reagiert, kann mit der intraluminalen Druckmessung deutlich gezeigt werden (s. Abb. 17).

Klinisches Bild

Die Symptome Konstipation, Diarrhoe und Bauchschmerzen können einzeln oder in Kombination auftreten. Typisch ist die Symptomatologie in folgenden 3 Situationen:
- *funktionelle Diarrhoe* (s. S. 50).
- *Konstipation abwechselnd mit Diarrhoe,* meist begleitet von Flatulenz und Blähungen.
- *Schmerzen* von stechendem oder krampfartigem Charakter im linken Unterbauch vor und nach der Defäkation manchmal mit Schweißausbrüchen, Ohnmacht
- *Schmerz und Druck im linken Hypochondrium* mit Atembeklemmung und Herzstechen („Römheldsches Syndrom"). Verstärkt durch Essen, gebessert nach Aufstoßen oder Defäkation.
- *Völlegefühl und Blähungen* mit leichten Schmerzen wechselnder Lokalisation, meist mit Konstipation.

◀ Abb. 17. Colonmotilität: Intraluminaler Druckablauf gemessen im Sigma mit Hilfe einer rektoskopisch eingelegten Sonde. (1) Normal: Einzelne Druckwellen, selten zusammengesetzte Wellen. (2) Konstipation: Wellen höherer Amplitude, häufig Komplexe. (3) Diarrhoe: Wenige Druckwellen geringer Amplitude.
Provokation abnormer Druckwellensequenzen durch Essen (4) oder affektiv beladene Gespräche (5) bei „irritablem Colon". (6) Hochgradig übersteigerte Motilität bei Diverticulose

Diagnose

Die Diagnose wird auf Grund der typischen Anamnese und des negativen Untersuchungsbefundes gestellt. Häufige pathologische Befunde wie Hiatushernie, Cholelithiasis, Ulcus, Adnextumor, unspezifische EKG-Veränderungen und Harnwegsinfekte werden bei der Abklärung nicht selten festgestellt und es gilt dann zu entscheiden, ob die Symptome durch einen solchen Prozeß verursacht werden oder durch ein irritables Colon bedingt sind.

Die Bedeutung des Begriffs des irritablen Colons liegt darin, daß die dazugehörigen Symptome so häufig falsch interpretiert werden (s. Abb. 18). Dabei sind wir uns klar darüber, daß wir es mit einer per exclusionem diagnostizierbaren Krankheit zu tun haben und daß wir

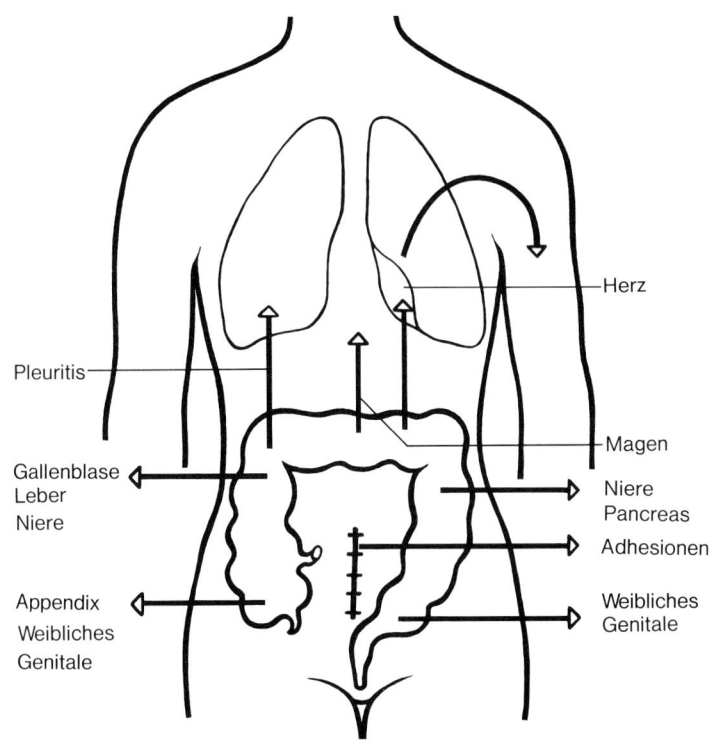

Abb. 18. Häufige Fehlinterpretation von Colonschmerzen (nach Fahrländer)

daher ein besonders hohes Risiko eingehen, einen wesentlichen pathologischen Befund zu übersehen. Häufiger ist es aber, daß die Natur der Beschwerden verkannt wird und ein an sich unbedeutender Befund medikamentös oder operativ behandelt wird. Diese Fehlbeurteilung ist die Ursache von schlechten Resultaten der Hiatushernienoperation und der operativen Ulcustherapie. Sie ist auch Ursache des Postcholecystektomiesyndroms und von rezidivierenden Unterbauchschmerzen nach gynäkologischen Eingriffen. In den Rahmen dieser Fehlbeurteilung gehören auch die Herzinvaliden ohne Herzkrankheit.

Therapie

In erster Linie muß man dem Patienten erklären, wie seine Symptome zu verstehen sind: daß sie harmlos sind, daß es sich (wie meistens) um eine psychosomatische Erkrankung handelt. Psychotherapeutisches Gespräch (s. S. 58) und symptomatische Therapie (s. S. 60 ff.) werden gleichzeitig begonnen.

Prognose

Falls es sich um eine reaktive Störung bei anderen abdominellen Krankheiten handelt, hängt die Prognose mit dieser zusammen. Sonst ist mit einem langwierigen, teils chronischen, teils rezidivierenden Verlauf zu rechnen, wie bei psychosomatischen Störungen allgemein (s. S. 59).

3.6.3. Die vasculären Darmkrankheiten

Pathogenese

Der Darm wird arteriell versorgt durch die drei großen, aus der Aorta abgehenden Gefäße: Truncus coeliacus, Arteria mesenterica superior (A.m.s.) und Arterica mesenterica inferior (A.m.i.). Die A.m.s. ist nur mangelhaft durch Kollateralzirkulation gesichert, so daß fast alle vasculären Krankheiten im Bereich des Versorgungsgebietes der A.m.s. liegen. Die Blutversorgung im Splanchnicusbereich ist durch lokale und allgemeine Regulationsprozesse gesteuert (Resorption und Sekretion, intestinale Hormone, Vagotonus − Sympathicotonus,

Blutdruck, intravasculäres Blutvolumen usw.), die erst zum Teil überblickt werden. Störungen der Darmdurchblutung führen aber erst dann zu erkennbaren pathologischen Veränderungen, wenn die Blutzufuhr während einiger Zeit vollkommen unterbrochen ist (Alles- oder Nichts-Gesetz).

Ursachen der Zirkulationsstörung

Arteriosklerose, Thrombose und Embolie sind auch in diesem Gefäßgebiet die häufigsten Ursachen von Durchblutungsstörungen. Kongenitale Anomalien begünstigen die Entwicklung von Darminfarkten infolge Verminderung der Kollateralzirkulation: A.m.s. entspringt aus dem Tripus Halleri anstatt direkt aus der Aorta, Arteria colica media fehlt und ist ersetzt durch Äste der Arteria colica dextra. A.m.i. ist nicht angelegt bzw. ausgebildet als Ast der Arteria hypogastrica. Solange 2 der 3 Hauptarterien durchgängig sind, ist ein Darminfarkt unwahrscheinlich.

Seltene Ursachen von Gefäßverschluß

Aneurysma dissecans, traumatische Ruptur, periarterielles Hämatom (nach Trauma, Operation, Angiographie), Tumorinvasion, intravasculäre Gerinnung, Arteriitis.
Die vasculären Darmkrankheiten äußern sich als:
- Mesenterialinfarkt
- Ischämische Colitis
- Angina abdominalis

Mesenterialinfarkt

Symptome (s. Tabelle 27)

Der akute Verschluß der A.m.s. oder einer ihrer Hauptäste äußert sich in einem akuten Bauchschmerz mit oder ohne Druckdolenz, aber ohne Zeichen der Peritonitis. Dieses Ereignis ist innerhalb weniger Stunden gefolgt von einer totalen Gangrän des betroffenen Dünndarmsegmentes. Défense und Entlastungsschmerz kennzeichnen diese zweite Phase, in welcher auch eine sofortige chirurgische Intervention nur ausnahmsweise den letalen Ausgang verhindern kann.

Tabelle 27

Symptome bei Mesenterialarterienverschluß	
Schmerz	100%
Erbrechen	80%
Diarrhoe	32%
Druckdolenz	85%
Blähung	48%
Défense	0% ⎫ in den ersten Stunden
Entlastungsschmerz	0% ⎭
Vorbestehende Krankheiten	
Vorhofflimmern und andere Arrhythmien	25%
Herzinsuffizienz (mit zu niedrigem Minutenvolumen)	25–50%
Andere Zeichen arteriosklerotischer Veränderungen	50%
Hypotension, Hypovolämie (auch ohne eigentlichen Schock)	25% (oft 1–10 Tage vor dem Mesenterialverschluß)

Daraus ergibt sich: *Der akute Mesenterialgefäßverschluß ist eine Notfallsituation,* in der jede versäumte Minute den Tod des Patienten nach sich ziehen kann.

Diagnose

Die Verdachtsdiagnose gründet auf den Symptomen: Bauchschmerzen, meist sehr intensiv, mit gleichzeitiger Reduktion des Allgemeinzustandes, so daß der Arzt vom praktisch normalen Untersuchungsbefund überrascht ist.
Erbrechen und Diarrhoe. Hohe Leukocytose.
Die Verdachtsdiagnose − sichere Diagnose ist zum Zeitpunkt der notwendigen Entscheidungen niemals möglich − zwingt zu sofortiger Hospitalisation und Operationsvorbereitung, indem die Zeit bis zum Beginn der Operation dazu genützt wird, die Diagnose zu sichern und den Allgemeinzustand zu bessern.
Arteriographie: Sie ist die einzige Untersuchungsmethode, von der

eine wesentliche zusätzliche Information zu erwarten ist. Sie soll durchgeführt werden, wenn ein geübtes Team die Arteriographie innerhalb weniger als 1 Std durchführen kann.

Therapie
Medizinisch-chirurgische Kooperation: Vom Auftreten des Schmerzes bis zur Genesung des Patienten ist die Kollaboration dauernde Notwendigkeit. *Präoperativ* ist zu entscheiden:
- stimmt die Diagnose
- Operationsindikation
- ist der Patient operabel
- Normalisierung des Herzminutenvolumens durch Therapie der Herzinsuffizienz, Blutvolumenersatz, Flüssigkeits- und Elektrolytbilanz.

Per- und postoperativ: Langfristige Beobachtung und Behandlung auf *Intensivpflegestation.* Die Darminfarzierung auch ohne Gangrän führt zu intraluminalem Flüssigkeits- und Plasmaverlust, zum Auftreten von vasoaktiven Polypeptiden, metabolischer Acidose und Hyperkaliämie. Nach chirurgischer Behebung der Arterienstenose kommt es zu Hypotension oder Hypovolämie. Der Mechanismus dieser Vorgänge ist nicht bekannt. Sie haben zur Folge, daß prä-, per- und postoperativ die Kreislaufsituation unstabil ist, mit unvorhergesehenem Blutdruckabfall und Herzrhythmusstörungen.

Operative Probleme: Nebst der Operation am verschlossenen Gefäß (je nach Ursache der Stenose: Embolektomie, Thrombektomie oder rekonstruktive Operation) gilt die Aufmerksamkeit dem Zustand des Darmes. Auch bei beginnender Nekrose muß nicht unbedingt reseziert werden, da sich der Darm noch vollständig erholen kann. Peroperativ wird beobachtet, wie der Darm nach Beheben der arteriellen Stenose durchblutet ist. Ist sie scheinbar genügend, so wird nicht reseziert. 24–28 Std später ist eine Zweitoperation (second look) anzuberaumen, um den Zustand des Darmes neu zu beurteilen und, falls notwendig, im demarkierten Bereich zu resezieren.

Ist die Nekrose zum Zeitpunkt der Erstoperation bereits vollständig, ist eine Resektion nur sinnvoll, wenn das zurückbleibende Darmsegment für die vitalen Funktionen des Darmes genügen wird. Das ist meist nur bei embolischem Verschluß der Fall. Bei ausgedehnter Nekrose beschleunigt die Operation den letalen Ausgang.

Ischämische Colitis

Sie ist die Folge einer Durchblutungsstörung des Dickdarms. Prädilektionsstelle ist die Flexura coli lienalis, wohl infolge einer besonders ungünstigen Kollateralzirkulation.

Akute ischämische Colitis

Symptome

Akuter Beginn mit linksseitigem Ober- oder Unterbauchschmerz, gefolgt von Diarrhoe und massiver Entleerung von frischem oder eben koaguliertem Blut. Intensität der Schmerzen und Häufigkeit von Diarrhoe und Blutabgang sind variabel.
Befund: Patienten sind krank. Fieber, Tachykardie. Kein Kollaps. Lokale Druckdolenz mit oder ohne Défense. Rectal normale Mucosa. Lumen voll Blut.

Differentialdiagnose

Diverticulitis, Colitis ulcerosa, Colitis Crohn, Carcinom, Polyposis.

Diagnose

Bei Befall des Sigmas kann die *Rektoskopie* Veränderungen zeigen: Submucosablutungen, Mucosanekrose und Ulcerationen.
Röntgenuntersuchung: Fehlende Haustren, Einengung, Wandstarre, „Thumb prints" (das betroffene Darmsegment sieht aus, wie wenn man mit dem Daumen Eindrücke gemacht hätte), unregelmäßige Begrenzung der Mucosa, röhrenförmige Einengung, breite Ausbuchtungen, allmählicher Übergang in normalen Bereich.
Angiographie: Selektive Darstellung der Arteria mesenterica superior und inferior ist nötig, um die Gefäßversorgung des Colons darzustellen. Meist sind keine großen Gefäße verschlossen, sondern Äste, die Anastomosen zwischen den beiden großen Arterien bilden.

Verlauf

Die akute Ischämie kann übergehen in eine lokalisierte Darmnekrose; sie kann ohne Residuen abheilen, am häufigsten führt sie zu einer narbigen Striktur.

Darmnekrose: Einige Tage nach Beginn der akuten Episode zunehmende Zeichen der lokalen Peritonitis: Fieber, Dehydratation und allgemeines Krankheitsgefühl. Es bleibt Zeit, die Diagnose durch Röntgenkontrasteinlauf zu sichern. Leukocytose oft über 20 000.

Therapie

Mit dem Ziele der Segmentresektion des ischämischen Darmes wird die Operation durchgeführt, wenn die lokale Peritonitis zunimmt oder über 12 Std persistiert.

Flüchtige ischämische Colitis mit vollständiger Abheilung

Die Symptome verschwinden nach 24 Std. Die Blutungsepisode ist einmalig. Die Röntgenkontrolle, welche nach 2–4 Wochen indiziert ist, zeigt vollständige Rückbildung der anfänglichen Veränderungen.

Striktur des Colons

Die ischämische Läsion betraf in diesen Fällen alle Wandschichten des Darmes. Die Schmerzen und die blutige Diarrhoe persistieren meist einige Tage und gehen allmählich über in die Beschwerden einer Darmobstruktion. Röntgenuntersuchungen in Abständen von 2–3 Wochen zeigen den Übergang der ursprünglichen, meist ausgedehnten Läsion in die charakteristische Striktur. Manchmal fehlt die initiale Phase der akuten Ischämie und die Stenosesymptome sind primär vorhanden. Die richtige Interpretation des Röntgenbildes ist differentialdiagnostisch wichtig. Die Diagnose muß oft durch die Operation bestätigt werden.

Chirurgische Resektion

Ist nur nötig, wenn die Obstruktion vollständig ist oder sich innerhalb von 6–12 Monaten nicht bessert.

Prognose

Rezidive kommen bei 5–15% der Patienten vor. Falls keine Kontraindikation besteht, ist es ratsam, die Patienten nach Ablauf der akuten Blutungsepisode zu antikoagulieren.

Angina Abdominalis

Chronische Insuffizienz der arteriellen Blutversorgung infolge Arteriosklerose der großen Gefäße.

Symptome

Postprandiale Bauchschmerzen, deren Intensität abhängt von der Menge der zu verdauenden Nahrung.

Diagnose

Die typischen Symptome, zusammen mit einem (nicht obligaten) Gefäßgeräusch, lassen die Diagnose vermuten. Häufig ist radiologisch eine der drei großen Arterien verschlossen und eine zweite große Arterie abnorm angelegt. Fast immer ist die Arteria mesenterica inferior betroffen.

Therapie

Medizinisch ist die Reduktion der Nahrungsmenge pro Mahlzeit zu empfehlen. Leicht verdauliche, hochcalorische Ernährung. Therapie einer latenten oder manifesten Herzinsuffizienz, Therapie einer evtl. vorhandenen Anämie. Definitive Besserung nur operativ möglich.

Indikation zur Operation

1. Ausgeprägte Symptome bei gutem Allgemeinzustand und angiographischem Nachweis einer oder multipler Stenosen.
2. Bei Stenosierung der Arteria mesenterica superior, wegen der Gefahr eines Mesenterialinfarktes.
3. Bei schweren Schmerzen und beeinträchtigter Ernährung auch bei älteren Menschen in reduzierten Allgemeinzustand.

3.6.4. Granulomatöse Enterocolitis Crohn
(Enteritis regionalis, Heitis terminalis)

Die von Burrill B. Crohn als Krankheit sui generis erkannte chronische Entzündung des Darmes kann den ganzen Gastrointestinaltrakt befallen. Am häufigsten betroffen ist das terminale Ileum, das Colon und der distale Dünndarm. Duodenum, Magen und Ösophagus erkranken selten. Typischerweise befällt die Krankheit mehrere Darmsegmente und der Verlauf ist rezidivierend.

Pathologie

Die Entzündung umfaßt alle Wandschichten des Darmes. Sie ist am ausgeprägtesten in der Submucosa, wo sich epitheloidzellige Granulome vom tuberculoiden Typ ohne Verkäsung ausbilden. Die Entzündung führt 1. zu Stenoseerscheinungen durch Infiltration und Schwellung der lumennahen Schichten; 2. zu palpablen, entzündlichen Tumoren durch Befall aller Wandschichten und Infiltration in die Umgebung; 3. zu Fistelbildungen in die Bauchwand und vor allem im Analbereich.

Ätiologie

Die Ursache der Erkrankung ist unbekannt. Anhaltspunkte für eine Infektion mit einem bisher unbekannten Agens mehren sich. Die Krankheit läßt sich tierexperimentell übertragen. Immunologische Phänomene spielen in der Ätiologie und im Verlauf eine bedeutende Rolle. Die Zusammenhänge sind unklar.

Symptome

Im Anfangsstadium verläuft die Entzündung asymptomatisch. Symptome treten auf, wenn der Entzündungsprozeß eine gewisse Ausdehnung erfahren hat. Sie hängen ab von der Lokalisation, der Ausdehnung und der entzündlichen Aktivität des Prozesses. Nicht selten sind extraintestinale Manifestationen (s. Tabelle 28).

Diagnose

Die Diagnose stützt sich auf das klinische Bild, auf den typischen Röntgenbefund, auf Biopsie- und Operationsbefund. Auch guten Kennern der Krankheit gelingt es nicht immer, die Diagnose anläßlich der ersten klinischen Manifestation zu stellen. Oft vergehen Jahre bis sich die Krankheit durch ein sich allmählich entwickelndes typisches Röntgenbild oder durch einen zufälligen Biopsiebefund, der die diagnostischen Granulome zeigt, einordnen läßt.

Tabelle 28. Symptome der granulomatösen Enterocolitis

Symptom	Bemerkungen
Bauchschmerzen	durch Entzündung oder Passagebehinderung
Diarrhoe	häufig
Blutungen bei Befall des distalen Colons	Zeichen der floriden Entzündung
Fieber	
Hohe Senkung	
Leukocytose	
Fisteln in der Bauchwand	selten
Fisteln – anal	typischer Befund
Palpabler Tumor	vor allem im Ileocoecalbereich
Dünndarmileus	bei ausgedehntem Dünndarmbefall
Malabsorption	
Gewichtsabnahme	
Arthritis	extraintestinale Manifestationen
Sacroiliacale Spondylitis	
Erythem nodosum	
Episcleritis	
Pyoderma gangraenosum	

Biopsiebefunde

S. Tabelle 29.

Tabelle 29. Biopsiebefund bei Enterocolitis Crohn

Granulome in der Submucosa (diagnostisch beweisend)	Keine Verkäsung, kein Lymphocytenwall
Granulome in den regionären Lymphknoten	
Fissuren und tiefe Ulcera	
Entzündung der Submucosa	
Ödem und Lymphangiektasie der Submucosa	
Abscesse	
Hyperplasie von Lymphfollikeln	
Fibrose der Muscularis und der Submucosa	

Röntgenbefunde

S. Tabelle 30.

Tabelle 30. Röntgenzeichen der Enterocolitis Crohn

Zerstörung des Schleimhautreliefs: Verdickung, Verflachung, Verzerrung
Pflastersteinaspekt: Tiefe Ulcerationen mit Verdickung der dazwischenliegenden Mucosa und Submucosa
Fistelbildungen in die Muscularis: Dornenförmige Ausziehung
Wandstarre, Stenose
Skip lesion: Befallene und normale Dünndarmsegmente wechseln ab
Pseudodivertikelbildung durch Dilatation prästenotischer Darmsegmente
Haustrenverlust und asymmetrische Haustrierung
Abflachung der Colonflexuren durch fibrotische Verkürzung des Darmes

---

Verlauf und Prognose

Der Verlauf ist wechselhaft. Die Symptome können über Jahre hinaus gleichartig bleiben oder von Rezidiv zu Rezidiv wechseln. Die Krankheit verläuft akut, schleichend oder chronisch. Häufig sind Rezidive mit wochen- oder jahrelangen Intervallen. Entsprechend dem äußerst wechselhaften Verlauf der Krankheit kann die Prognose im Einzelfall nicht gestellt werden. Statistisch gesehen ist die Mortalität für Enterocolitis regionalis Crohn etwa doppelt so hoch wie für eine Vergleichspopulation. Das Rezidivrisiko nach Operation beträgt ungefähr 40% über 10 Jahre.

Therapie

Bettruhe: Im akuten Schub, wenn Fieber und Leukocytose bestehen, ist Bettruhe zweckmäßig.

Symptomatische Behandlung

Diarrhoe: Quellmittel vom Typus Metamucil, Diphenoxylat oder Tinctura opii in möglichst kleiner Dosis (s. S. 63).
Diät: Häufig besteht Milchintoleranz. Man gebe eine milchfreie Diät. Falls keine Besserung, kann Milch in üblicher Menge genommen werden. Blähende Gemüse sind zu vermeiden. Bei Substenosen im Dünndarm ist faserreiches Gemüse, Orangenschalen usw. zu vermei-

den. Gelegentlich reagieren Patienten besonders ungünstig auf das eine oder andere Getränk. Man hüte sich aber vor einer allzu restriktiven Diät, da die Calorienzufuhr unbedingt genügend sein muß und die Resorption an sich behindert sein mag.

Spasmolytica: s. S. 8. Buscopan, Duspatalin, Probanthin und Kombinationspräparate in niederer Dosierung.

Intravenöse Ernährung: Indikation: Ausgedehnter Befall des Dünndarms und lange Krankheitsperioden. Vor und nach Operation. Bei Dünndarmobstruktion. Bei ausgedehnten Fisteln. Am besten bewährt sich die hypercalorische Ernährung durch einen zentralvenösen Katheter unter strenger klinischer Überwachung.

Elementdiät: Diese Diäten, welche für die Weltraumfahrer geschaffen worden sind, sind hochcalorisch, enthalten alle notwendigen Substanzen (außer Vitamin K) und verlangen ein Minimum an resorptiver oder sekretorischer Darmtätigkeit (Vivasorb, Gevralprotein, A. K. V.).

Medikamentöse Therapie

Salazopyrin: Es scheint auf milde Formen der Enterocolitis Crohn ebenso günstig zu wirken wie auf Colitis ulcerosa. Ob es rezidivprophylaktisch wirkt, läßt sich heute nicht sicher aussagen.
Dosierung: 3–4 g/Tag im Beginn, Reduktion auf 2 g/Tag nach Abklingen der akuten Symptome.
Nebenwirkungen: Nausea, Malaise, Hautausschläge, Pancytopenie. Daher regelmäßige Blutbildkontrollen und Absetzen der Therapie bei Auftreten von Nebenwirkungen.

Antibiotica: Ihre Wirkung ist unsicher. Bei akuten Entzündungserscheinungen, wenn bakterielle Infekte mitwirken: Tetracyclin oder Ampicillin 1,5–2 g/Tag. Gelegentlich verschlechtert sich der Befund unter Antibiotica aus unbekannten Gründen.

Corticosteroide: Indikationen: 1. Akute Entzündung: Fieber, Leukocytose, erhöhte Senkung. 2. Ausgedehnter Dünndarmbefall. 3. Entzündliche Stenosen. 4. Extraintestinale Komplikationen: Episcleritis, Arthritis, Pyoderma gangraenosum. 5. Bei etablierten Stenosen, Sepsis, Abscessen, als präoperative Therapie. Dosis: In akuten Fällen mit schwerer Beeinträchtigung des Allgemeinzustandes Beginn mit 100 mg Prednison oder äquivalenter Dosis anderer Corticoiden. Dosis entsprechend dem Verlauf reduzieren. Nicht immer kann die Corticoiddosis so weit reduziert werden, daß ein Cushing-Syndrom vermieden wird.

Azathioprin: Der Therapieeffekt bei Enterocolitis Crohn ist noch nicht sicher beurteilbar. Neben spektakulären Erfolgen sind Mißerfolge häufig. Todesfälle infolge Sepsis (bei zu weit gehender Unterdrückung der Abwehrlage) und Agranulocytose sind bekannt. Sorgfältigste Überwachung im Beginn der Therapie. Anfangsdosis: 2–3 mg/kg Körpergewicht. Tägliche Leukocytenkontrolle. Zweimal wöchentlich weißes Blutbild. Tägliche Inspektion des Rachens. Wenn innerhalb von 5 Tagen keine eklatante Besserung auftritt, Therapie abbrechen. Sonst Reduktion der Dosis bis zu einer Erhaltungsdosis von 100–150 mg. Ist nach 6wöchiger Behandlung mit Azathioprin keine Knochenmarksschädigung aufgetreten, so ist damit nicht mehr zu rechnen. Blutbildkontrollen nur noch 1–2mal pro Monat bzw. sofort bei einer interkurrenten Infektion.

Kombination Steroide + Azathioprin ist zu empfehlen, wenn durch Azathioprin die Steroiddosis gesenkt werden kann.

Operative Therapie

Indikationen:

1. Bei akutem Abdomen: Ileitis terminalis wird häufig diagnostiziert, wenn wegen Verdacht auf akute Appendicits operiert wurde. In diesen Fällen verschließe man das Abdomen wieder und warte das Resultat der konservativen Therapie ab.

2. Blutung: Akute oder chronische Darmblutungen sind auch bei ausgedehntem Befall des Colons durch die Crohnsche Krankheit selten und erfordern selten eine Operation. Bei Steroid-behandelten Patienten denke man an Steroidulcus als Ursache der Blutung.

3. Obstruktion: Chronische Diarrhoe, Subileus und Ileus als Zeichen der zunehmenden Passagebehinderung sind Indikationen für operative Therapie, auch wenn die konservative Therapie eine vorübergehende Besserung erzielt. Bei Ileus versuche man eine konservative Therapie unter sorgfältiger Überwachung und in Operationsbereitschaft.

4. Ausgedehnte Fistelprozesse und Abscesse: Operation nach vorangehender Steroidtherapie.

5. Chronisch schlechter Gesundheitszustand durch Anämie, Eiweißverlust, Unterernährung und medikamentös ungenügend beeinflußbare entzündliche Prozesse erfordert die operative Entfernung des erkrankten Darmsegmentes.

Zur operativen Technik

Umgehungsoperation oder Resektion: Umgehungsoperation soll nur dann gewählt werden, wenn die Entfernung des erkrankten Darmabschnittes technisch unmöglich ist. Sonst wird heute der Resektion des erkrankten Abschnittes der Vorzug gegeben.

Minimale oder ausgedehnte Resektion: Auch eine ausgedehnte Resektion verhindert das Rezidiv nicht. Je ausgedehnter der Darm befallen ist, um so größer ist das Risiko, daß man durch wiederholte Resektionen schließlich einen Zustand erreicht, in dem die zurückbleibende Dünndarmoberfläche für die Ernährung nicht mehr genügt. Aus diesem Grunde reseziere man im Dünndarmbereich sparsam.

3.6.5. Colitis Ulcerosa

Pathologie

Die Colitis ulcerosa ist eine entzündliche Erkrankung der Dickdarmschleimhaut, welche fast immer im Rectum beginnt und sich über das gesamte Colon ausdehnen kann. Nur ausnahmsweise ist das Rectum nicht befallen. Die Entzündung ist auf Mucosa und Submucosa beschränkt und tritt nur ausnahmsweise in die oberflächlichen Schichten der Muscularis über. Noch seltener ist die gesamte Darmwand − mit der Gefahr der Perforation − befallen. Histologisch finden sich Ulcera und Kryptenabscesse, dichte Infiltration der Mucosa und Submucosa mit Leukocyten, Lymphocyten, Plasmazellen, Eosinophilen und Mastzellen. Häufig sind entzündliche Infiltrate entlang der Gefäße. Die Ulcerationen können flächenhaft sein und nur noch Mucosainseln übriglassen, die regenerieren und Pseudopolypen bilden.

Ätiologie

Unbekannt. Infektiöse, allergische und autoimmunologische Prozesse werden diskutiert. Nach anderer Auffassung ist die Colitis ulcerosa eine psychosomatische Krankheit. Wenn man die Colitis ulcerosa als Ekzem des Darmes bezeichnet, so hat man damit zwar einen hinkenden, aber nicht schlechten Vergleich gewählt.

Symptome

Die Colitis ulcerosa befällt vorwiegend junge Menschen zwischen dem 20. und 40. Lebensjahr. Sie nimmt einen chronischen oder rezidivierenden Verlauf mit akuten Exacerbationen.

Leitsymptom: *Blut- und Schleimabgang aus dem Rectum.* Ist der entzündliche Prozeß ausgedehnt, so besteht Diarrhoe, bei isolierter Proktitis häufig Konstipation oder normalgeformte Stühle.

Fieber, Leukocytose, hohe Senkung zeigen eine allgemeinentzündliche Reaktion an und deuten auf ausgedehnten Befall.

Anämie, Gewichtsabnahme, Hypalbuminämie sind Zeichen des chronischen Blutverlustes in den Darm.

Extraintestinale Manifestationen: Arthritis, Pyodermien, Episcleritis und Uveitis, Leberverfettung, selten sklerosierende Cholangitis.

Tabelle 31. Röntgenbefunde bei Colitis ulcerosa

- Verlust der Haustrierung
- Verkürzung der Darmschlingen
- Verbreiterung des rectosacralen Zwischenraums
- Feine Zähnelung der Darmkonturen
- Ausgefranster Aspekt durch tiefere Ulcerationen
- Wandstarre

Röntgenbefund bei Colitis ulcerosa (s. Tabelle 31): Solange nur Rectum und Sigma befallen sind oder nur die oberflächlichen Schichten der Mucosa, ist die Röntgenuntersuchung normal. Die Röntgenuntersuchung kann auch nach jahrelangem Verlauf noch ein normales Resultat ergeben. Das Abdomenleerbild läßt gelegentlich die Ausdehnung des Prozesses erkennen: der erkrankte Dickdarmabschnitt ist leer bzw. luftgefüllt.

Diagnose

Die Diagnose wird auf Grund des typischen rektoskopischen Befundes und mit Hilfe der Biopsie gestellt. Das Röntgenbild zeigt die Ausdehnung des Prozesses, in äußerst seltenen Fällen eine rechtsseitige Colitis ohne Befall des Rectums.
Senkung und Blutbild zeigen den Grad der Aktivität an. Die Bestimmung von Hämoglobin, Serumeisen, Serumeiweißen ergibt Hinweise auf die Aktivität der Entzündung und den Grad des Blutverlustes.

Verlauf

Wie bei der Enterocolitis Crohn ist der Verlauf bei der Colitis ulcerosa sprunghaft. Nach jahrelanger, teilweise schwerster Krankheit kann der Patient plötzlich gesund werden. Perakute Colitis ulcerosa mit notfallmäßiger Colektomie innerhalb 48 Std kommt vor. Häufig ist ein rezidivierender Verlauf der Erkrankung mit An- und Abschwellen der entzündlichen Symptome. Die auf das Rectum beschränkte Proktitis ulcerosa bleibt in den meisten Fällen auf das Rectum beschränkt und hat deshalb eine günstige Prognose.

Therapie

Psychotherapie: Die Auffassung, daß es sich bei der Colitis ulcerosa um eine psychosomatische Erkrankung par excellence handelt, wird von den Gastroenterologen nicht mehr geteilt. Der Zusammenhang aber zwischen psychischem Befinden und Aktivität des Entzündungsprozesses ist oft so auffällig, daß es an Versuchen, die Colitis allein durch Psychotherapie zu heilen, nicht gefehlt hat. Die Hilfe eines Psychotherapeuten in der Langzeitbehandlung eines Colitis ulcerosa-Patienten ist von unschätzbarem Wert. Die Betreuung eines Colitis ulcerosa-Patienten erfordert die Zusammenarbeit zwischen Hausarzt, Psychotherapeuten und Gastroenterologen.

Medikamentöse Therapie

Proktitis ulcerosa: Prednison lokal in Form von Suppositorien (20 mg Prednison/Supp. in der aktiven Phase täglich, bei Sistieren der Blutung allmähliche Reduktion auf jeden 2. Tag und Absetzen).
Bei ausgedehnterem Befall des Rectums und Sigmas: Prednison lokal in

Form von Einläufen, 20 mg wasserlösliche Steroide in 150 ml körperwarmem Wasser auflösen und langsam einfließen lassen. Praktisch sind die Wegwerfpackungen: Betnesol Enema, Corti-Clyss. In der akuten Phase fällt es dem Patienten oft schwer, die Flüssigkeitsmenge von 150 ml zu halten. Dann kann die Applikation in kleineren Portionen 2–3mal täglich erfolgen oder als Tropfeinlauf. Auch hier Reduktion der Dosis allmählich, sobald die Blutungen aufgehört haben.

Bei ausgedehntem Befall und Zeichen der Allgemeinkrankheit: Corticosteroide peroral je nach Intensität der Beschwerden und der Allgemeinsymptome 30–60–100 mg pro Tag unter allmählicher Reduktion bis zur minimalen Erhaltungsdosis.

Salazopyrin: 3–4 g pro Tag. Erhaltungsdosis 2–3 g. Im Übergang von der akuten Phase der Krankheit zur Rezidivprophylaxe ersetzt man 10 mg Corticosteroide durch 1 g Salazopyrin. Nebenwirkungen der Salazopyrintherapie s. S. 121.

Rezidivprophylaxe: Salazopyrin vermindert die Rezidivhäufigkeit. Spätestens nach dem ersten Rezidiv einer Colitis sollte der Patient Salazopyrin in einer Dosis von 2–3 g pro Tag dauernd einnehmen. Man wird davon abgehen, wenn:
1. Salazopyrin Unverträglichkeitssymptome macht,
2. ein Rezidiv trotz Salazopyrin frühzeitig auftritt.

Antibiotica: Wert bei akuter Erkrankung umstritten.

Azathioprin: Azathioprin allein ist bei Colitis ulcerosa der Steroidtherapie deutlich unterlegen. In Kombination mit Steroiden wie bei Crohnscher Krankheit (s. S. 122).

Chirurgische Therapie

Indikation: 1. Toxisches Megacolon (s. unten), 2. chronischer Blutverlust, 3. dauernd schlechter Allgemeinzustand, 4. weitgehende Zerstörung der normalen Darmschleimhaut, 5. nach mehr als 10jährigem Bestehen einer diffusen Colitis wegen der Gefahr eines Carcinoms (s. unten).

Nach heutiger Auffassung ist bei der chronischen Colitis ulcerosa nur die totale Proctocolektomie sinnvoll. Einzig bei akuter Erkrankung (bei schwerer akuter Blutung, toxischem Megacolon) kann das Rectum belassen werden und eine ileorectale Anastomose versucht werden.

Die Prognose nach totaler Proktocolektomie ist in jedem Fall günstig. Der Patient ist nicht mehr krank, muß aber mit einem Ileostoma leben, woran er sich unter geeigneter Führung gut gewöhnt.

Toxische Dilatation des Colons (toxisches Megacolon)

Eine seltene und höchst bedrohliche Komplikation der Colitis ulcerosa. Selten ist es die erste Manifestation der bisher fast unbemerkt verlaufenen Krankheit. Die Mortalität beträgt 50%. Von Minute zu Minute droht die Perforation mit der Gefahr einer diffusen Peritonitis. Der Begriff toxisch bezieht sich auf den Allgemeinzustand und ist bedingt durch Natrium-, Kalium-, Wasser- und Eiweißverlust in den Darm, durch die portale Bacteriämie und durch die Freisetzung von vasoaktiven Kininen.

Symptome

Schlechter Allgemeinzustand, Tachykardie, Fieber. Massive Blähung des Oberbauchs mit geringer Défense, aber zunehmendem Entlastungsschmerz. Diffuse, blutig eitrige Diarrhoe.
Abdomenleerbild: Massive Dilatation des Colons, welches mit Luft gefüllt ist und vereinzelte Schleimhautinseln (Pseudopolypen) erkennen läßt.

Therapie

Sofortige Hospitalisation in einem spezialisierten Zentrum. Operationsvorbereitung. Medikamentöse Therapie: parenterale Ernährung. Elektrolyt- und Albuminersatz. Vollbluttransfusion. Antibiotica: Ampicillin parenteral.
Prednisolon 100 mg i.v., anschließend 100 mg pro 24 Std in Infusionen. Die medikamentöse Therapie wird so lange weitergeführt, als eine Besserung zu registrieren ist. Patient auf Intensivstation überwachen. Bauchumfang häufig kontrollieren.
Jede Besserung des Allgemeinzustandes durch die konservative Therapie verbessert die Prognose der Operation, die jedoch sofort durchgeführt wird bei voll ausgebildetem toxischem Megacolon, möglichst vor Perforation, die klinisch oft nicht bemerkbar ist.

Carcinomrisiko

Das Carcinomrisiko beträgt um 5% bei totaler Colitis nach 10jähriger Krankheitsdauer. Die röntgenologische Diagnose ist im schwer veränderten Darm schwierig. Deshalb wird von zahlreichen Autoren die prophylaktische totale Colektomie nach 10jährigem Verlauf einer totalen Colitis ulcerosa empfohlen. Die heutigen Möglichkeiten, mit Hilfe der Colonoskopie das gesamte Colon zu inspizieren und verdächtige Stellen zu biopsieren, macht diese prophylaktische Colektomie überflüssig.

3.6.6. Colontumoren

Polypen

Polypen sind benigne Tumoren des Colons. Sie werden zufällig oder wegen einer Blutung entdeckt.

Die frühere Diskussion, ob Polypen chirurgisch entfernt werden müssen oder belassen werden können und in welcher Weise ihr malignes Potential und ihr Wachstum kontrolliert werden muß, ist heute überflüssig. Mit Hilfe der Fiberoptikcolonoskopie können sämtliche Polypen im Colon inspiziert, biopsiert und mit Hilfe einer Schlinge abgetragen werden. Es ist heute nicht mehr angängig, einen Polypen im Colon zu belassen oder operativ zu entfernen, bevor nicht mit Hilfe der Colonoskopie versucht worden ist, den Polypen endoskopisch abzutragen.

Coloncarcinom

Das Coloncarcinom ist einer der häufigsten malignen Tumoren in der Bevölkerung Mitteleuropas. 70% aller Coloncarcinome finden sich im Sigma und Rectum. Die 5-Jahresheilung beträgt 70% ohne Lymphknotenmetastasen und ohne Infiltration in die Umgebung, und sie beträgt annähernd 50% bei Infiltration in die Umgebung, wenn die Lymphknoten entfernt werden können.

Symptome des Coloncarcinoms

Abweichung vom üblichen Defäkationsrhythmus	48%
Änderung der Stuhlbeschaffenheit	73%
Gewichtsverlust	28%

Anämie	27%
Bauchschmerzen	60%
Blut im Stuhl	48%
Abdominelle Schwellung	24%
Passagebehinderung	17%
Hämorrhoiden	5%
Symptomlos	4%

Diagnose

Durch Rektoskopie und Röntgenuntersuchung mittels Kontrasteinlauf sind fast alle Carcinome diagnostizierbar. Schwierigkeiten bietet das Carcinom im Coecum und das Carcinom in einem von Diverticulose befallenen Sigma. Kleine Carcinome können bei der Prallfüllung der Aufmerksamkeit entgehen. Hartstrahltechnik oder Doppelkontrastmethode sollten diese Irrtümer ausschließen. Bei ungeklärter Anämie, sowie Benzidin-positiven Stühlen ist eine Colonoskopie indiziert, falls die sorgfältige Röntgenuntersuchung keine Diagnose erlaubt.

Therapie

Heilung ist nur durch operative Therapie zu erwarten. Wir verzichten auf die Operation, wenn Fernmetastasen bestehen und wenn weder Blutung noch drohender oder etablierter Darmverschluß zu einer palliativen Intervention Anlaß geben. Über Röntgen- und Chemotherapie s. S. 12.

3.7. Leber

3.7.1. Bilirubinstoffwechsel (Abb. 19)

Bilirubin entsteht aus Hämoglobin und zu einem kleinen Teil aus Nichthämoglobinquellen im reticuloendothelialen System (250–300 mg pro Tag). Im Plasma ist es zum größten Teil an Albumin gebunden (= indirekt reagierendes Bilirubin). Der nicht an Albumin gebundene

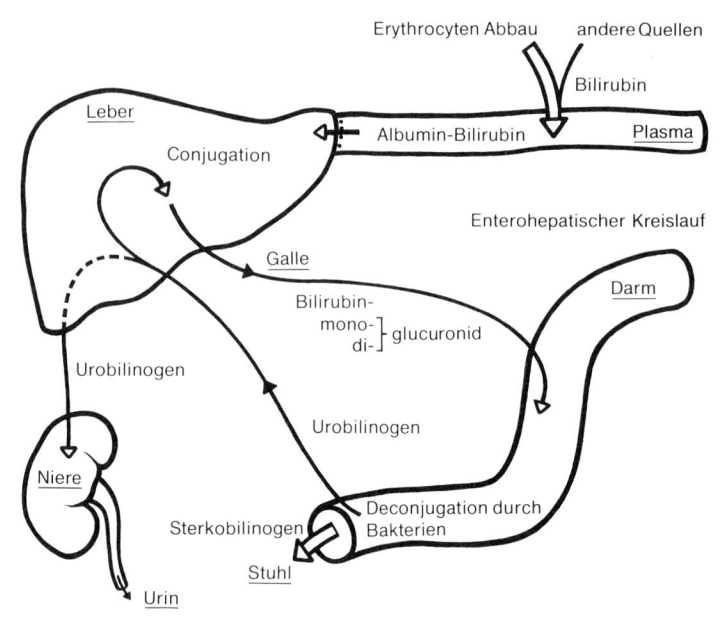

Abb. 19. Bilirubinstoffwechsel und enterohepatischer Kreislauf des Urobilinogens. Erklärung s. Text

Anteil des Bilirubins tritt rasch ins Gewebe über. Medikamente mit einer höheren Albuminbindungsfähigkeit erhöhen daher den Anteil des freien Bilirubins. Nach Aufnahme in die Leberzelle wird Bilirubin im endoplasmatischen Reticulum mit Glucuronsäure zu Mono- oder Diglucuronid verestert. Bilirubinglucuronid ist das direkt reagierende Bilirubin. Es ist wasserlöslich und wird in die Galle ausgeschieden. Die Exkretion aus der Leberzelle in die Gallencapillare ist ein aktiver Sekretionsprozeß. Stauung und Entzündung hemmen die Ausscheidung in die Galle und führen dazu, daß Bilirubinglucuronid aus der Leberzelle ins Blut übertritt. Bilirubinglucuronid kann in kleiner Menge renal ausgeschieden werden. Das in die Galle sezernierte Bilirubinglucuronid gelangt in den Darm. Ein kleiner Teil wird im Dünndarm rückresorbiert und durchläuft einen enterohepatischen Kreislauf. Im Darm erfolgt der Abbau von Bilirubin durch Bakterien zu Urobilinogen, welches teilweise ebenfalls rückresorbiert und renal ausgeschieden wird (weniger als 4 mg pro Tag). Etwa $^2/_3$ des täglich in die Galle sezernierten Bilirubins werden mit den Faeces ausgeschieden (als Sterkobilinogen). Urobilin bzw. Sterkobilin entstehen durch Oxydation aus Urobilinogen bzw. Sterkobilinogen.

3.7.2. Virushepatitis

Hepatitis ist Begleiterscheinung verschiedener Viruskrankheiten (Mononucleose, Gelbfieber u.a.) und von Leptospirosen. Unter Virushepatitis im eigentlichen Sinn verstehen wir aber eine Krankheit,

Tabelle 32. Virushepatitis

	Typus A	Typus B
Synonym	Infektiöse Hepatitis Epidemische Hepatitis MS_1 (Willowbrook)	Serumhepatitis Transfusionshepatitis MS_2
Virus	Picorna 27 mm	Picorna 42 mm

Epidemie	durch Trinkwasser
	    Milch
	    Muscheln
		Epidemien selten

Übertragung	meist oral,
	selten parenteral
	durch Stuhl
	    Blut
	    Speichel
	    Urin
		fast ausschließlich
		    parenteral
		durch Blut
		    Speichel?
		    Semen?
		    Urin
		    Insektenstiche

Inkubation	15–*29–43*–110 Tage	28–*60–120*–209 Tage
Immunprophylaxe	0,02 ml/kg/KG γ-Globulin	ohne Wirkung
	Keine Kreuzresistenz zwischen A und B	
Laborbefunde	IgM erhöht rascher Anstieg der Transaminasen	Australia-Antigen positiv (immer am Anfang der Hepatitis, später 50%) langsamer Anstieg der Transaminasen
Verlauf	meist akuter Beginn	häufig schleichend
Chronizität	selten	häufig
Cirrhose	selten	selten

die durch spezifische Viren verursacht wird und bei der die Leber das vorwiegend oder allein erkrankte Organ ist.

Wir unterscheiden das Hepatitisvirus A und B (s. Tabelle 32). Vermutlich gibt es weitere Typen.

Australia-Antigen (= Hepatitis B assoziertes Antigen (HB Ag)).

Nach heutiger Ansicht besteht das Hepatitis B Virus aus einem Kern (core) und einem äußeren Mantel (surface). Diese Außenschicht des Virus wird wahrscheinlich von menschlichem Gewebe produziert. Sie enthält das Hepatitis B surface Antigen (= HBsAg) (entspricht dem ursprünglichen Australia-Antigen oder HB Ag). Der Kern enthält das HBcAg, dessen Nachweis heute noch nicht allgemein möglich ist.

Der Nachweis von HBcAg bedeutet, daß das Virus im entsprechenden Material vorhanden und der Patient infektiös ist. Der Nachweis von HBsAg ist nicht beweisend für Infektiösität. Nachweis von HBsAg im Verlauf einer Hepatitis sichert die Virusursache und hilft in der Differentialdiagnose gegenüber anderen Hepatitisformen. Durch den HBsAg-Nachweis lassen sich 2 Typen von chronischer Hepatitis unterscheiden, (s. Tabelle 33). Nicht bei jeder B Virusinfektion gelingt der Nachweis von HBsAg oder HBcAg.

Tabelle 33. Die beiden Typen der chronisch-aggressiven Hepatitis

Befunde	HB Ag-positiv	HB Ag-negativ
Vorkommen	80% Männer über 30 J.	vorwiegend in der Spätpubertät oder bei Frauen um 40 J.
Beginn	akut oder schleichend	schleichend
Ikterus	fehlt	leicht
Arthralgien	häufig	häufig
Endokrine Symptome	fehlen	häufig
Hautveränderungen	fehlen	häufig
γ-Globulinerhöhung	in 50% (10% hoch)	in 80% (40% hoch)
Antikörper gegen		
glatte Muskulatur	negativ	positiv
LE-Phänomen	negativ	positiv
Übergang in Cirrhose	30%	75–100%
Lebercarcinom	häufig	selten

Für die A Virushepatitis ist ein entsprechendes Antigen oder Viruspartikel bisher nicht gefunden worden. Man erwartet aber in naher Zukunft die Isolierung beider Hepatitisviren und die Produktion einer Vaccine. Die Unterscheidung zwischen einer A oder B Hepatitisinfektion ist nur möglich, wenn das HBsAg oder HBcAg nachweisbar ist. Für Therapie, Verlauf und Prognose ist die Unterscheidung nicht von Bedeutung. Die A-Hepatitis hat statistisch einen akuteren, kürzeren und benigneren Verlauf. B-Hepatitis verläuft häufiger schleichend und neigt mehr zum Übergang in chronische Hepatitis.

Virushepatitis A und B sind in Mitteleuropa endemisch. Größere Epidemien sind in den letzten Jahren nicht ausgebrochen. Nach Infektion erkrankt nur ein kleiner Teil der Infizierten. Die gesunden Virusträger sind Quelle der Übertragung, besonders als Blutspender. Ein weiterer Teil der Infizierten macht eine anikterische Hepatitis durch. Die Krankheit kann stumm verlaufen, also nur durch Bestimmung der Transaminasen diagnostiziert werden. Ein kleiner Teil erkrankt manifest und offenbar der kleinste Teil der Infizierten macht eine ikterische Hepatitis durch.

Übertragung

A-Virus: *Stuhl* infektiös vom 25. Tag nach Inoculation bis 8 Tage nach Ausbruch des Ikterus. Bei chronischer Hepatitis monatelang (selten!).
Blut ab 25. Tag bis zum Ausbruch des Ikterus.
Urin in den ersten Tagen des Ikterus.

B-Virus: 0,001 ml Blut genügen zur Infektion. Übertragung Blut-Blut, durch Einatmen des Virus bei Arbeiten mit virushaltigem Blut, selten durch sexuellen Kontakt – Semen? –, Speichel?
HBsAg wurde gefunden in Blut, Faeces, Nasensekret, Galle, Speichel, Pleura- und Peritonealflüssigkeit.

Sterilisation von Instrumenten usw., die mit Blut in Kontakt kommen, ist heute eine selbstverständliche Forderung. Das Hauptkontingent durch nichtsterile Instrumente Infizierter stellen Fixer und Tätowierte.

Blutentnahme bei Hepatitiskranken oder -verdächtigen sollte unter Vakuumbedingungen erfolgen, damit die Gefahr des Einatmens von aus dem Blut in die Zimmerluft entweichenden Viren wegfällt. In den Laboratorien sind entsprechende Arbeitsbedingungen zu schaffen, damit der Kontakt der Laborantinnen mit Blut jeder Herkunft auf das absolute Minimum beschränkt wird:

- Kein Mundpipettieren von Blut oder Serum.
- Keine Eßwaren in der Nähe des Arbeitsplatzes.
- Handschuhe und Gesichtsmaske bei Arbeit mit hepatitisinfiziertem Blut.
- Keine Zigaretten anstecken.

Isolation von Hepatitiskranken: Die Infektiosität ist am größten vor oder im Beginn der manifesten Erkrankung. Personen, die mit Patienten im gleichen Haushalt leben, haben sich wahrscheinlich bereits infiziert, bevor die Diagnose gestellt wird. Der Patient mit unkomplizierter Hepatitis wird also am besten zu Hause belassen, sofern seine Pflege garantiert ist. Angehörige erhalten Immunglobulinprophylaxe (s. unten). *Hygienische Maßnahmen:* Desinfektion der Toilette mit Desogen nach jeder Benützung, Händedesinfektion vor dem Essen, separates Geschirr und Besteck für den Patienten, keine gemeinsame Benützung von Rasierapparat, Zahnbürste usw. *Hospitalisierte Patienten* sind auf persönliche Hygiene hinzuweisen. Benützung einer separaten Toilette in den ersten 2 Wochen nach Ausbruch des Ikterus oder solange HB Ag nachweisbar. Über die Handhabung von Geschirr, Besteck, persönlicher und Bettwäsche sind die für Infektionskrankheiten üblichen Vorschriften zu befolgen.

Überwachen von Kontaktpersonen: Blutanalysen nach 4, 8, 12 und 16 Wochen oder bei Unwohlsein des Patienten. Bestimmt werden die Transaminasen und bei B-Infektion HB Ag.

γ-Globulinprophylaxe

A-Hepatitis wird verhütet oder im Verlauf stark abgeschwächt, wenn γ-Globulin während der Inkubationszeit (bis 1 Woche vor Ausbruch des Ikterus) gegeben wird. *Dosis:* 0,02–0,04 ml/kg/KG eines Standard-16%igen γ-Globulinpräparates. Die Prophylaxe ist zu empfehlen für alle Personen

- die mit einem Hepatitispatienten vor Ausbruch der Erkrankung eng zusammengelebt haben;
- die unabsichtlich Blut, Serum oder andere Sekrete von Hepatitispa-

tienten eingenommen oder auf eine Hautverletzung aufgebracht haben;
- die infizierte Nahrungsmittel eingenommen haben.

Die γ-Globulinvorräte reichen nicht aus, um sämtliche möglicherweise Infizierten zu immunisieren. Deshalb ist eine zurückhaltende Auswahl unerläßlich.

B-Virus: Die Wirkung der Immunprophylaxe ist unsicher. Mit den Standard-γ-Globulinpräparaten ist bei Transfusionshepatitis kein Schutz zu erzielen. Da spezifische gegen B-Virus gerichtete Hyperimmunseren prophylaktisch wirken, ist anzunehmen, daß der Gehalt der Standard-γ-Globuline an Anti-B-Antikörpern zu gering ist. Hyperimmunsera sind aber nur in sehr kleiner Menge oder gar nicht erhältlich, so daß eine Immunprophylaxe der B-Virusinfektion illusorisch ist. Durch Testen aller Blutspender auf HB Ag und striktes Vermeiden von Transfusionen mit HB Ag-positivem Blut lassen sich Fälle von Transfusionshepatitis weitgehend vermeiden.

In Albuminpräparaten, in γ-Globulinextrakten sowie im PPL ist das infektiöse Material eliminiert, nicht aber in Fibrinogen-, Faktor VIII- und anderen Plasmaextrakten.

Dauer der Hepatitis

Tabelle 34.

Geheilt nach						
1 Mt.	3 Mt.	6 Mt.	1 J.	> 1 J.		Cirrhose
				ppH.	CAH	
70%	87%	92%	96%	0,5–2%	1–2%	0,1%
				2–4%		

Symptome der Hepatitis

Nach einem Prodromalstadium von 3–15 Tagen bricht der Ikterus aus. Im Prodromalstadium bestehen Müdigkeit, Krankheitsgefühl, Malaise, Hunger- und Schwächeattacken, Nausea, Erbrechen und Diar-

rhoe. Seltener tritt ein flüchtiges Exanthem auf. Fieber bis 39° geht dem Ikterus meist voraus. In dieser Phase häufig Leberschmerzen, die nur selten als Gallenkolik imponieren. Polyarthralgien und Pruritus sind gelegentlich schon im Prodromalstadium vorhanden.
Der erste Hinweis auf den kommenden Ikterus ist die orange Verfärbung des Urins durch das erhöhte Urobilinogen.

Ikterische Phase: Der Ikterus kann wenige Tage bis mehrere Monate dauern. Leichte, schwere und fulminante Hepatitis sind meist von Anfang an als solche zu erkennen. Die Intensität der Erkrankung im Beginn sagt aber nichts aus über die Dauer. Gerade die langwierigen und chronischen Hepatitiden beginnen schleichend.

Laborbefunde: Alle Leberfunktionsproben sind pathologisch: Bilirubin erhöht (im Beginn direkt reagierendes Bilirubin meist stärker erhöht als indirektes), SGOT, SGPT, alkalische Phosphatase, Leucinaminopeptidase und weitere leberspezifische Enzyme. Serumeisen erhöht. Gerinnungsfaktoren häufig vermindert (Quick, Faktor II, V, VII). Senkung normal oder leicht erhöht. Weißes Blutbild: Leukopenie mit relativer Lymphocytose.

Verlaufsformen der Hepatitis

Banale Hepatitis

Häufigste Form der Virushepatitis. Dauer 3–6 Wochen mit raschem Beginn und langsamem Abflauen der Symptome. Ikterus, allgemeines Befinden und Transaminasen verlaufen parallel. Nach Abklingen des Ikterus und Normalisieren der Leberfunktionsproben ist der Patient häufig noch während einiger Tage bis Wochen rekonvaleszent, bevor er seine volle Leistungsfähigkeit erreicht. Im Anfang ist der Appetit oft schlecht. Gastrointestinale Beschwerden und Leberschmerzen sind häufig. Exanthem und Arthralgie kommen vor. EKG-Veränderungen (T-Abflachung, Arrhythmie, Vektorverschiebung) und neurologische Symptome sind selten.

Therapie

Bettruhe: entsprechend dem Allgemeinzustand wie bei anderen akuten Erkrankungen. Verlängerte Bettruhe hat auf Verlauf und Prognose keinen Einfluß. Man wird körperliche Anstrengungen auch noch einige Wochen nach Abklingen der Hepatitis vermeiden.

Schonkost: solange Nausea, Erbrechen und Inappetenz dies erfordern. Sonst ausgeglichene Kost, die dem Ernährungszustand des Patienten angepaßt ist. Leberwickel nach dem Essen werden vom Patienten als angenehm empfunden. Vitamine des B-Komplexes und C sind von unbewiesener Wirkung. Infusionen mit Glucose können über die ersten Tage mit schlechtem Allgemeinbefinden hinweghelfen.

Glucocorticoide sind im allgemeinen bei banaler Hepatitis nicht indiziert. Sie bessern Appetit und Allgemeinbefinden und werden gegeben bei Ernährungsproblemen über Wochen und bei abgemagerten und schwächlichen Patienten. Corticoide bewirken eine Senkung des Bilirubins und eine Besserung der anderen Leberteste. Sie kürzen aber den Verlauf der Hepatitis nicht ab. Nach Reduktion der Dosis kann ein erneuter Anstieg der Transaminasen und des Bilirubins erfolgen, weshalb die Medikation langsam reduziert und spät abgesetzt werden soll.

Dosis: 30 mg (3×10 mg/Tag) im Beginn, Reduktion um 5 mg nach jeweils 5–7 Tagen.

Abortive Hepatitis

Besonders leicht verlaufende Hepatitis mit nur kurze Zeit erhöhtem Bilirubin und Transaminasen; Allgemeinbefinden kaum oder höchstens einige Tage beeinträchtigt.

Diagnose

Oft unsicher. Leberbiopsie differentialdiagnostisch gelegentlich indiziert.

Therapie

Ist nicht erforderlich. Für einige Tage Arbeitsunterbrechung, entsprechend dem Allgemeinzustand.

Anikterische Hepatitis

Kann wie die banale ikterische Hepatitis mit hohen Transaminasen verlaufen. Meist nimmt die anikterische Hepatitis aber einen abortiven oder protrahierten Verlauf.
Therapie und Prognose wie bei ikterischer Hepatitis.

Protrahierte, persistierende, rezidivierende Hepatitis

Diese drei Formen sind dadurch gekennzeichnet, daß die Hepatitis nach 6–8 Wochen nicht abgeheilt ist. Die harmlosen Symptome werden überschattet von den Befürchtungen eines ungünstigen Verlaufs. Der Beginn dieser Hepatitisformen kann akut sein oder schleichend. Die Patienten sind wenig krank, außer in einem akuten Rezidiv.

Symptome

Gastrointestinale Beschwerden, Reduktion der Leistungsfähigkeit, depressive Verstimmung (direkte Folge der Hepatitis oder reaktiv).

Diagnose

Wenn der Verlauf und die Leberfunktionsproben keine sichere Diagnose ergeben, spätestens aber 6 Monate nach Beginn der Erkrankung, ist zur Bestimmung des Entzündungsgrades und zur Abgrenzung von anderen Leberaffektionen die *Leberbiopsie* indiziert.

Therapie

In den akuten Phasen, im Beginn oder bei Rezidiv Bettruhe. Sonst kann der Patient seiner üblichen Tätigkeit nachgehen. Körperliche Anstrengungen vermeiden. Diät nicht erforderlich. Ausgeglichene und ausreichende Ernährung. Striktes Alkoholverbot.
Corticosteroide haben auf den Verlauf der p.p.r.-Hepatitis keinen Einfluß. Sie sollen sogar Rezidive begünstigen. Solange bioptisch keine Kriterien der chronisch-aggressiven Hepatitis gefunden werden, sind Corticosteroide nicht indiziert. Bei einem klinisch und labormäßig schweren Rezidiv kann man Steroide geben.
Medikamente, die unter Umständen lebertoxisch sein können, (s. S. 142), wird man vermeiden. Generell sind Medikamente nur mit strikter Indikation zu geben.
Interkurrente Erkrankungen: Tonsillitis, Cystopyelitis u. a. können ein Rezidiv auslösen und sollen frühzeitig antibiotisch behandelt werden.

Cholostatische Hepatitis

Diese Form der Virushepatitis ist charakterisiert durch ausgeprägten Pruritus, durch Laborbefunde, die an Verschlußikterus denken lassen (Bilirubin, alkalische Phosphatase, Gallensäuren stark erhöht, SGOT, SGPT mäßig erhöht) und durch ein histologisches Bild, in welchem neben den typischen, aber wenig ausgeprägten Zeichen der Virushepatitis intercelluläre und intracaniculäre Gallenthromben imponieren. Der *Verlauf* ist meist protrahiert.

Diagnose

Auch mit Hilfe der Biopsie nicht immer möglich. Falls die Diagnose nach 4 Wochen unklar bleibt, muß man sich durch endoskopisch-retrograde, percutane oder operative Cholangiographie überzeugen, daß kein Abflußhindernis besteht (s. auch S. 203).

Therapie

Ist, je nach klinischem Verlauf, die gleiche wie für banale bzw. p.p.r.-Hepatitis. Der *Pruritus* erfordert neben Sedativa, kühlen Bädern und Antihistaminica gelegentlich die Gabe von Cholestyramin (Cuemid). Fettlösliche Vitamine parenteral geben.

Fulminante Hepatitis

Diese katastrophale Form der Virushepatitis ist charakterisiert durch akuten Beginn und rasche Progredienz der Leberinsuffizienz mit Bewußtseinsstörung bis zum Koma, rasch zunehmendem Ikterus, häufig (aber nicht obligat) hohem Anstieg der Transaminasen und Verlängerung der Prothrombinzeit. Meist plötzlicher Beginn aus völliger Gesundheit oder nach kurzen Prodromi. Selten besteht eine ikterische Hepatitis schon einige Tage oder Wochen. Histologisch findet man (meist autoptisch) eine massive Nekrose der Leberzellen (= akute gelbe Leberatrophie).
Differentialdiagnose zu anderen Ursachen einer akuten Leberinsuffizienz (Pilzvergiftung − Ammanita phalloides, Halothan, andere Medikamente und Chemikalien) ist nur anamnestisch möglich.

Symptome

Ikterus und rasch zunehmende Bewußtseinstrübung. Prognostisch ist der *Abfall der Gerinnungsfaktoren* II, V und VII bedeutungsvoll, da sie am raschesten auf eine Syntheseinsuffizienz der Leberzellen hinweisen. Ihr Abfall bei bewußtseinsgetrübten Hepatitis-Patienten ist ein Hinweis auf drohendes Leberversagen.

Therapie

Patienten mit fulminanter Hepatitis müssen innerhalb kürzester Zeit in eine spezialisierte Intensivbehandlungsstation gebracht werden. Die Mortalität des Komas bei Virushepatitis beträgt über 90%. Therapie s. S. 160 (endogenes Lebercoma).

Posthepatische Beschwerden

Schmerzen im Leberbereich, vor allem nach dem Essen und nach „Diätfehlern", gelegentlich begleitet von Übelkeit und Erbrechen, finden wir bei Patienten, die befürchten, daß ihre Hepatitis nicht abgeheilt sei. Wir überzeugen uns und den Patienten durch Palpation, Laboruntersuchungen (Bilirubin, alkalische Phosphatase, SGOT, SGPT, LAP, Gamma-GT, Elektrophorese), bei besonders ängstlichen und gut informierten Patienten sogar durch Leberbiopsie, daß die Hepatitis tatsächlich abgeheilt ist. Danach beruhigen wir den Patienten und ermuntern ihn, ein normales Leben zu führen und keinerlei diätetische oder andere Restriktionen einzuhalten.

Chronische Hepatitis

Wir unterscheiden die *chronisch persistierende Hepatitis* und die *chronisch aggressive Hepatitis.*
Chronisch persistierende Hepatitis ist eine über 1 Jahr, manchmal mehrere Jahre dauernde Variante der persistierenden Hepatitis.
Symptome, Laborbefunde, histologische Kriterien sind während der ganzen Dauer geringgradig abnorm. Die Prognose ist günstig.
Therapie nicht erforderlich. Keine Diät. Normale Betätigung. Die monatelangen abnormen Laborbefunde beunruhigen den Patienten. Deshalb wiederholt auf die gute Prognose hinweisen.

Chronisch aggressive Hepatitis: Hepatitis mit langsam progredientem Verlauf und Übergang in Cirrhose.
Beginn selten akut als typische Virushepatitis. Ätiologie in den meisten Fällen unsicher. Auf Grund des HB Ag-Nachweises können wir zwischen einer wahrscheinlich durch B-Virus bedingten und einer „kryptogenetischen" chronisch aggressiven Hepatitis unterscheiden (s. Tabelle 33).

Verlauf

Gelegentlich heilt die chronische Hepatitis spontan und hinterläßt eine mehr oder weniger ausgeprägte Narbenleber. Meistens geht die Hepatitis in der etablierten Cirrhose weiter und der Exitus erfolgt nach jahrelangem Verlauf an Leberversagen, an primärem Lebercarcinom oder an den Folgen der portalen Hypertension.

Symptome

Malaise, Subikterus, Hepatomegalie, Arthralgie, Exantheme, Erythema nodosum, endokrine Störungen.
Später: Splenomegalie und Symptome der portalen Hypertension.

Labor

Bilirubin meist unter 5 mg%, SGOT, SGPT 30–300 E, Serumeiweiße: Albumin erniedrigt, γ-Globulin erhöht (IgM mäßig erhöht, IgG stark erhöht). Spezifische Antikörper s. S. 42.

Diagnose

stützt sich ausschließlich auf die *Leberbiopsie.* Die Leberbiopsie muß mehrmals wiederholt werden, bevor die Diagnose als gesichert gelten darf. Sie ist das wichtigste Kriterium zur Kontrolle des Verlaufs und Beurteilung der Therapie. Laparoskopie bei zweifelhafter Diagnose.
Differentialdiagnostisch ist die primär biliäre Cirrhose abzugrenzen und eine akute Hepatitis in einer vorbestehenden Cirrhose. Die Beurteilung auf Grund einer einzelnen, gelegentlich auch auf Grund wiederholter Biopsien ist selbst für den geübten Leberpathologen schwierig.

Therapie

Corticosteroide: Wenn die Diagnose der CAH gesichert ist, sollten Steroide gegeben werden. Beginn mit 30 mg und Reduktion nach jeweils einer Woche um 2,5 mg bis auf diejenige Minimaldosis, welche eben den Wiederanstieg von Bilirubin und Transaminasen verhindert. Diese Dosis wird beibehalten, bis alle Zeichen der entzündlichen Aktivität in der Leber biochemisch und histologisch verschwunden sind (Kontrolle der Leberfunktionsproben einmal pro Monat, Leberbiopsie alle 6–12 Monate). Danach weitere Reduktion der Corticosteroiddosis, wenn zwei aufeinanderfolgende Laborkontrollen die Normalität der Leberfunktionen, auch unter reduzierter Dosis, bewiesen haben.

Nach Stabilisierung und Absetzen der Therapie klinische und Laborkontrolle alle 3 Monate, Biopsie alle 2 Jahre.

Azathioprin und 6-Mercaptopurin: Ihr Wert für die Behandlung der CAH ist umstritten. Bei Kontraindikation für Steroide oder wenn Steroide in einer Dosis gegeben werden müßten, die zu Cushing-Syndrom und Osteoporose führen, kann Azathioprin allein oder in Kombination mit Corticoiden versucht werden: 50–150 mg/Tag unter sorgfältiger Kontrolle der Hämatopoese (s. S. 122).

3.7.3. Leber und Medikamente

Die Leber greift in die Pharmakokinetik ein, indem sie Medikamente umwandelt (Überführung von einer inaktiven Vorstufe in die wirksame Komponente, Abbau eines wirksamen Pharmakons in einen unwirksamen Metaboliten) oder in die Galle ausscheidet.

Durch Enzyminduktion (bekannt vor allem für Phenobarbital) wird der Metabolismus eines Pharmakons und körpereigener Substanzen (Bilirubin) beschleunigt. Durch kompetitive Hemmung der Ausscheidung in die Galle bleibt die Plasmakonzentration erhöht.

Medikamentöse Leberschädigung kommt durch eine Vielzahl von Pharmaka zustande. Tabelle 35 und Abb. 20 geben einen Überblick über die häufigsten medikamentösen Leberschäden.

3.7.4. Icterus in Graviditate

Zur Abklärung des Ikterus kann auch in der Schwangerschaft gefahrlos eine Leberbiopsie durchgeführt werden.
Ikterus in der Schwangerschaft ist die Folge:
1. einer üblichen Ursache. Das Zusammentreten mit der Schwangerschaft ist zufällig;
2. einer vorbestehenden Leberkrankheit, die unter dem Einfluß der Schwangerschaft sich verschlechtert;
3. eines spezifischen Schwangerschaftikterus.

1. Ikterus üblicher Ursache, zufällig in der Gravidität: Hepatitis, Gallensteinpassage usw.
Die *Hepatitis* verläuft gleichartig in wie außerhalb der Gravidität. Die Prognose ist ungünstiger bei Unterernährung. Eine Interruptio ist nicht notwendig; das Risiko der Interruptio ist durch die Leberaffektion (Narkose) beträchtlich erhöht. Schädigung des Fetus durch die Hepatitis: Bei Beginn der Hepatitis in der Frühgravidität sind Aborte häufig. Bleibt die Gravidität bestehen, so ist nicht mit Mißbildungen oder neonataler Hepatitis zu rechnen.
Gallensteine sind bei Graviden natürlich keine Seltenheit. Ikterus und Gallenkoliken sind aber auffallend selten. Sie treten nach der Schwangerschaft im Wochenbett um so häufiger auf.
Diagnose und Therapie wie außerhalb der Schwangerschaft.
Medikamente, Leber und Gravidität. Abgesehen von erhöhter Tetracyclinsensibilität (s. unten) reagiert die Leber in der Gravidität auf Medikamente nicht anders. Jeder Ikterus in den letzten 2 Monaten vor der Geburt birgt aber die Gefahr einer Neugeborenhyperbilirubinämie (vor allem durch Sulfonamide und Phenacetin).
2. Einfluß der Schwangerschaft auf vorbestehende Leberkrankheit.
Cirrhose: Falls eine Frau mit Lebercirrhose überhaupt schwanger wird, so kann die Leberfunktion unverändert bleiben oder sich rapid verschlechtern. Die Geburt eines ausgetragenen Kindes ist äußerst selten. Soweit bekannt, sind diese Kinder nicht geschädigt.
Chronische Hepatitis: Konzeption ist auch hier selten. Leberfunktion verschlechtert sich nicht immer und meist nur vorübergehend. Ausgetragene Kinder haben hohe Bilirubinkonzentrationen, sind aber sonst gesund. Interruptio, trotz erhöhtem Risiko, ist zu befürworten, wenn sich die Leberfunktionen verschlechtern.

Tabelle 35. Leber und Medikamente

Medikament	Typus des Leberschadens	Vgl. Abb. Nr.
Phenylhydrazine Phenacetin	Hämolyse, kein Leberschaden	1
Novobiocin (= Albamycin)	Glucuronierung blockiert	2
Cholecystographie-Kontrastmittel BSP 17α-alkylierte Steroide 　Dianabol　Orgabolin 　Nilevar　Stromba 　Neosteron　Primolut N	Hemmung der Bilirubinausscheidung aus der Leberzelle in die Galle	3
Tetrachlorkohlenstoff Amanitatoxin Tetracycline (in graviditate) DDT (Überdosierung)	Leberzellnekrosen	4
Halothan MAO-Hemmer Muskelrelaxantia Pyricinamid Phenylbutazone	Hepatitisähnliche Veränderungen	5
Phenothiazine 　Largactil 　Prazine 　Phenergan u. a. Chlorpropamide 　(= Diabinese) Thiouracil PAS Sulfonamide	„Allergische Cholangiolitis"	6

3. Spezifische Schwangerschaftsikterusformen:
a) Rezidivierender cholostatischer Ikterus tritt im letzten Schwangerschaftsdrittel auf, benigner Verlauf, gute Prognose. Hauptsymptom: Pruritus, Ikterus mild, Allgemeinzustand gut. Labor: Bilirubin (kon-

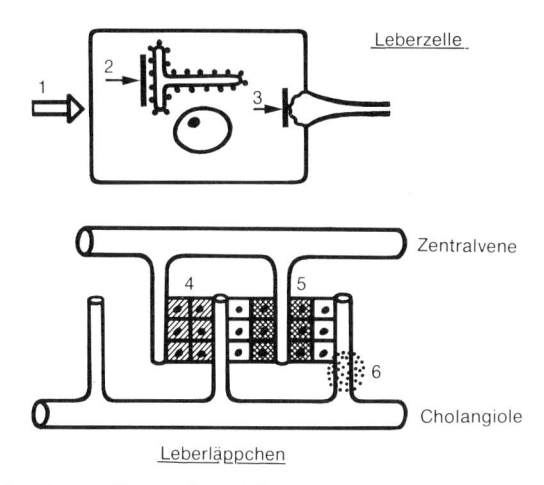

Abb. 20. Lokalisation des medikamentösen Leberschadens. Beschreibung s. Tabelle 35

jugiert) und alkalische Phosphatase erhöht, SGOT, SGPT normal bis leicht erhöht. 1 bis 2 Wochen nach der Entbindung sind die Befunde normalisiert. Bei weiteren Graviditäten tritt der Ikterus meist wieder auf. Ebenso kommt es gelegentlich bei diesen Frauen zu Pruritus und Ikterus nach Einnahme von Antibabypillen mit hohem Östrogengehalt.

b) Akute Fettleber (akute gelbe Leberatrophie) ist eine Erkrankung im letzten Drittel der Schwangerschaft mit sehr schlechter Prognose. Pyelonephritis, Unterernährung und vor allem Therapie mit Tetracyclin i. v., wahrscheinlich die Kombinationen von mindestens 2 dieser Faktoren sind ätiologisch beteiligt. Symptome: Ikterus, Nausea und Erbrechen, Bauchschmerzen, Hämatemesis, Kopfschmerzen, Stupor, also ähnlich wie bei perakuter Hepatitis.

Labor: Bilirubin stark erhöht; Prothrombinzeit und Gerinnungsfaktoren vermindert; Reststickstoff erhöht; Acidose; SGOT, SGPT, alkalische Phosphatase normal bis leicht erhöht.

Der Tod tritt meist nach der Geburt ein. Das Kind wird meist tot geboren. Eine Therapie ist nicht bekannt. Frühzeitige Sectio caesarea (mit unsicherem Ausgang) ist zu empfehlen.

c) Ikterus bei Schwangerschaftsgestose ist selten und ein Zeichen schwerer, allgemeintoxischer Veränderungen. Ikterus meist präterminal. Keine differentialdiagnostischen Schwierigkeiten. Diese Ikterusform sollte sich durch zweckmäßige Frühtherapie der Schwangerschaftsgestosen vermeiden lassen.

3.7.5. Fettleber

Ursachen

Alkoholismus (des gut ernährten chronischen Alkoholikers: Bierleber)
Diabetes mellitus
Hyperlipämie.

Symptome

Hepatomegalie mit glatter Leberoberfläche und scharfem Leberrand. Vermehrte Konsistenz der Leber. Keine Beschwerden.

Laborbefunde

Geringgradige Erhöhung von Transaminasen. Vorübergehende Erhöhung von Bilirubin und alkalischer Phosphatase. Normale Elektrophorese. Häufig erhöhte Plasmalipide.

Diagnose

Sie ist zu vermuten, wenn leicht abnorme Leberfunktionsproben mit typischem Palpationsbefund und anamnestischen Hinweisen auf Alkoholismus zusammenfallen, bei einem adipösen Diabetiker auftreten oder wenn ausgeprägte Hyperlipämie besteht. Die Diagnose stützt sich auf die Leberbiopsie, welche notwendig ist zur Abgrenzung von einer Cirrhose.

Therapie

Die Fettleber ist klinisch ohne Bedeutung und hat eine gute Prognose, falls die schädigende Noxe ausgeschaltet wird: Alkoholverbot, bessere Einstellung des Diabetes, diätetische und medikamentöse Maßnahmen zur Besserung der Hyperlipämie (s. S. 183 ff.).

3.7.6. Lebercirrhose

Die Cirrhose ist der Endzustand einer chronischen Leberkrankheit, durch welche die normale Feinstruktur der Leber zerstört und ersetzt ist durch Knoten von Leberparenchym, welche umgeben sind von narbigem Bindegewebe. Durch diese Umstrukturierung ist die Zirkulation sowohl im portalen wie im arteriellen Kreislauf gestört und die Anzahl der funktionstüchtigen Leberzellen erheblich reduziert. Die Krankheit, die zur Lebercirrhose führt, kann klinisch stumm bleiben. Die ersten Symptome treten dann auf in Folge der portalen Hypertension oder der Leberinsuffizienz.

Ursache der Lebercirrhose

Häufige Ursachen

- Chronischer Alkoholismus
- Chronisch-aggressive Hepatitis
- Kryptogenetische Lebercirrhose.

Seltene Ursachen

- Chronische Unterernährung
- Chronische Rechtsherzinsuffizienz
- Hämochromatose
- Wilsonsche Krankheit und andere Speicherkrankheiten
- Bilharzia-Infektion.

$^4/_5$ aller Lebercirrhosen beruhen auf chronischem Alkoholismus. Chronischer Alkoholismus führt zur Cirrhose 1. über eine direkte toxische Schädigung des Alkohols auf die Leberzelle, 2. über die mit dem chronischen Alkoholismus verbundene Mangelernährung und 3. durch Blockierung intracellulärer Stoffwechselprozesse, insbesondere durch Eingreifen in den Fettstoffwechsel. Zwischen Menge des eingenommenen Alkohols sowie zwischen Dauer des Alkoholismus und Entstehung der Lebercirrhose bestehen keine festen Beziehungen. Wir wissen nicht, weshalb der eine Alkoholiker eine Lebercirrhose, der andere eine Pankreatitis, ein dritter eine Polyneuropathie, ein vierter eine Korsakowsche Psychose entwickelt.

Die Lebercirrhose beim Alkoholiker scheint zur Voraussetzung zu haben, daß der Patient während mindestens 5 Jahren mehr als die Hälfte seines Gesamtcalorienbedarfs durch Alkohol deckt. Beim chronischen Alkoholiker kann ein Exzeß zur *akuten alkoholischen Hepatitis* mit raschem Übergang in Cirrhose führen.

Symptome

Kompensierte Cirrhose

Keine subjektiven Beschwerden. Die Palpation ergibt eine vergrößerte, knotige, konsistenzvermehrte Leber.

Laborbefunde

Normale oder leicht pathologische Leberteste. Vermehrung der γ-Globuline. Verminderung von Albumin.

Dekomensierte Cirrhose

Folgen der portalen Hypertension:
- Splenomegalie
- Spider naevi
- Ösophagusvaricen.

Symptome der Leberinsuffizienz:
- Ikterus
- Ascites
- Hautblutungen

Psychische oder neurologische Störungen.

Labor

Verminderung der Gerinnungsfaktoren. Verminderung von Serum-Albumin.
Leichte Erhöhung von Bilirubin, SGOT, SGPT, alkalischer Phosphatase.

Procedere

Abklärung, ob portale Hypertension besteht. Feststellen des Zustandes der Leber durch Laparoskopie und Leberbiopsie.

Therapie

Behandlung der Ursache: Absolutes Alkoholverbot (Kontrolle des Patienten durch Arzt und Fürsorger). Hospitalisation in einer psychiatrischen Klinik zur Entwöhnungsbehandlung ist in diesem Stadium nicht mehr erfolgreich. Behandlung der chronisch-aggressiven Hepatitis (s. S. 141).
Therapie der Folgezustände der Cirrhose:
Portale Hypertension (s. S. 150).
Portocavale Encephalopathie (s. S. 157).

3.7.7. Primäres Lebercarcinom

In Mitteleuropa ist das primäre Lebercarcinom ohne vorbestehende Cirrhose selten. Die Diagnose stützt sich auf den Palpationsbefund, auf die Szintigraphie, auf die Laparoskopie mit Biopsie.

Therapie

Ist das Lebercarcinom auf einen Leberlappen beschränkt und ist die Lebercirrhose kompensiert, so kann eine Hemihepatektomie versucht werden. Die Prognose ist ungünstig.

3.7.8. Hämochromatose

ist die Folge einer hereditären Störung des Eisenstoffwechsels. Eisen wird in übermäßiger Menge aus dem Darm resorbiert und in den Magen-, Dünndarm-, Leber- und Pankreasepithelzellen gespeichert. Alkoholismus spielt eine Rolle in der Pathogenese der Hämochromatose. Es ist unentschieden, ob der Alkohol selbst oder das im Alkohol enthaltene Eisen der entscheidende Faktor ist.

Befunde

Bronzediabetes: Typische braun-graue Pigmentation der Haut. Derbe Hepatomegalie. Diabetes mellitus.
Später: Hypogonadismus und Herzinsuffizienz.

Labor: Erhöhung des Serumeisens auf über 200 γ %. Eisenbindungskapazität vermindert. Erhöhung des Blutzuckers und pathologische Glucosebelastung.
Leberbiopsie: Vermehrung des intracellulären Eisens. Beginnende oder etablierte Cirrhose.

Behandlung

Der Eisengehalt des Gesamtkörpers bei Hämochromatose ist um 10–40 g erhöht. Wöchentliche Blutentnahmen von 500 ml Blut müssen so lange fortgesetzt werden, bis die Eisendepots entleert sind. Ein Liter Blut enthält ca. 0,5 g Eisen, so daß die Blutentnahmen wöchentlich während etwa 2 Jahren durchgeführt werden müssen. Reinfusion des Plasmas ist nicht erforderlich, da die Eigensynthese genügt.

Desferrioxamin (Desferral) ist eine eisenbindende Substanz, welche die Resorption des Eisens vermindert und ungefähr 10–20 mg Eisen täglich, allerdings nur im Beginn der Behandlung, dem Körper entzieht. Die Desferral-Behandlung ersetzt deshalb die Blutentnahmen nicht. Man kann es zusätzlich von Anfang an geben oder besser erst, wenn die Eisenvorräte abgebaut sind, um ein Wiederanstieg des Körpereisens zu verhindern.

Behandlung des Diabetes und der Lebercirrhose nach den üblichen Richtlinien.

3.7.9. Portale Hypertension

Pathogenese

Der Blutdruck in der Vena portae beträgt normalerweise 7–10 mmHg. Der Druck steigt an, wenn der Abfluß aus der Pfortader behindert ist. Je nach dem Ort der Widerstandserhöhung, teilen wir die portale Hypertension ein in die präsinusoidale (prä- und intrahepatische) und die postsinusoidale (intra- und posthepatische) Form (s. Abb. 21).

Folgen des Pfortaderhochdruckes:
1. Kollateralzirkulation: Bildung von Ösophagus- und Magenfundusvaricen, seltener Varicen in der Bauchwand (caput medusae).
2. Ascites.

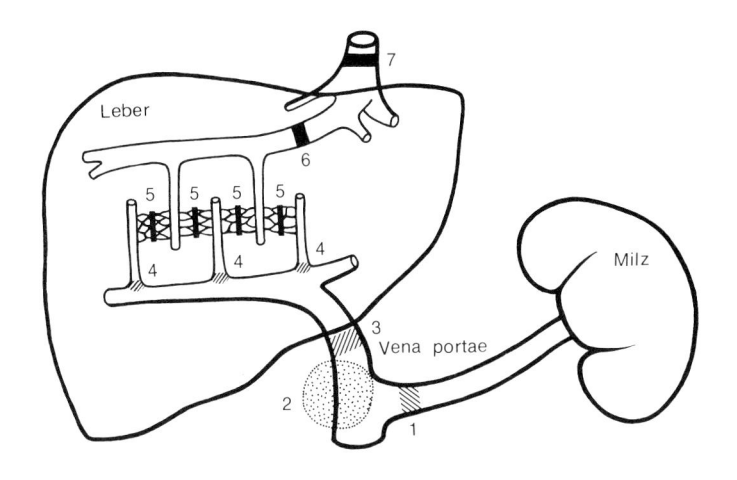

Abb. 21. Ursachen der portalen Hypertension. Präsinusoidaler Block (vor dem Leberläppchen): Milzvenenthrombose (1), Tumorkompression der Pfortader (2), Pfortaderthrombose (3), Verschluß intrahepatischer Pfortaderäste (durch kongenitale Fibrose oder Schistosomainfektion) (4); postsinusoidaler Block (im oder hinter dem Leberläppchen): Lebercirrhose (5), Lebervenenverschluß (Budd-Chiari-Syndrom) (6), Vena cava inferior-Stenose (Pericarditis constructiva) (7)

Befunde bei portaler Hypertension

S. Tabelle 36.
Die *Diagnose der portalen Hypertension* wird gestellt, wenn *Hämatemesis* oder *Ascites* zu den entsprechenden Untersuchungen geführt haben. Im weiteren wird die portale Hypertension diagnostiziert in der Abklärung einer Leberkrankheit oder bei Splenomegalie vor dem Auftreten klinischer Symptome.

Weitere diagnostische Maßnahmen bei portaler Hypertension

Suchen nach der Ursache: Beurteilung der Leber mit Leberfunktionsproben, Laparoskopie und Leberbiopsie. Direkte Beurteilung der Pfortader und ihrer Äste durch die Splenoportographie, eventuell Angiographie.
Bestimmung des Grades der portalen Hypertension:
- Messung des Milz- oder Milzvenendruckes.

Tabelle 36. Befunde bei portaler Hypertension

	Präsinusoidal	Postsinusoidal		
Milzdruck	↑	↑		
Lebervenendruck	normal	↑		
Kollateralzirkulation	+	+		
Leberfunktionsproben	normal	pathologisch		
	prä	intra	intra	post
	hepatisch		hepatisch	
			= *Cirrhose*	
Leberbiopsie	normal	patholog.	patholog.	patholog.
Ascites	−	±	+	+
Spider naevi	−	−	+	−
Bewußtseinstrübung nach Blutung	−	−	+	−
Indikation zur Shuntop. nach Varicenblutung	absolut	absolut	relativ	falls Ursache nicht anders zu beheben
Resultate der Shuntop.	sehr gut	sehr gut	wechselnd	gut

- Messung des Lebercapillardruckes (Lebervenenverschlußdruck, „hepatic wedged pressure").

Beurteilung der Operabilität: Serum-Albumin, Bilirubin, Ammoniak, EEG, Gerinnungsverhältnisse.

Behandlung der Ösophagusvaricen

- Spontane Druckschwankungen sind auch bei unverändertem Zustand der Ursache bekannt.
- Druckschwankungen durch Veränderung der Ursache: Besserung der Leberfunktion, Verminderung des zirkulierenden Blutvolumens, Verminderung des enddiastolischen Drucks im rechten Vorhof.

- *Medikamentös* läßt sich der Pfortaderdruck durch Vasopressin (Pituitrin, POR 8 Sandoz) während 1–2 Std senken: 20 IE in 200 ml 0,9% NaCl während 20 min i.v. infundieren. Periphere Vasoconstriction mit extremer Blässe, Bauchkrämpfe mit Erbrechen und Diarrhoe sind typische Folgen der Infusion.
- Nach Hämatemesis: Senstaken-Blakemore-Sonde (s. Abb. 22).
- *Operativ:* Shunt-Operation.

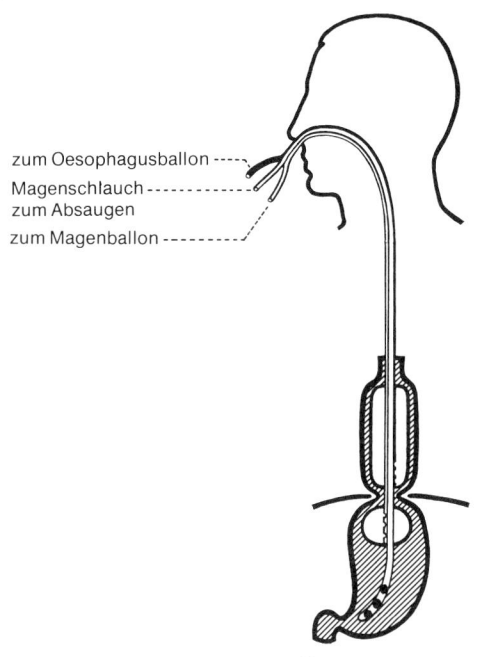

zum Oesophagusballon
Magenschlauch
zum Absaugen
zum Magenballon

Abb. 22. Senstaken-Blakemore-Sonde zur Stillung einer Ösophagusvaricenblutung: Der aufgeblasene Magenballon verhindert, daß die Sonde in den Ösophagus gleitet. Die offene Sonde im Magen dient zur Kontrolle, ob die Blutung steht. Durch den Ösophagusballon werden die Ösophagusvaricen komprimiert

Indikationen für die Shuntoperation

1. Bei prähepatischem Block, wenn Portaldruck über 20 mmHg oder nach Hämatemesis.
2. Bei intrahepatischem Block nach Blutung bei erhaltener Leberfunktion (zurückhaltende Indikation):

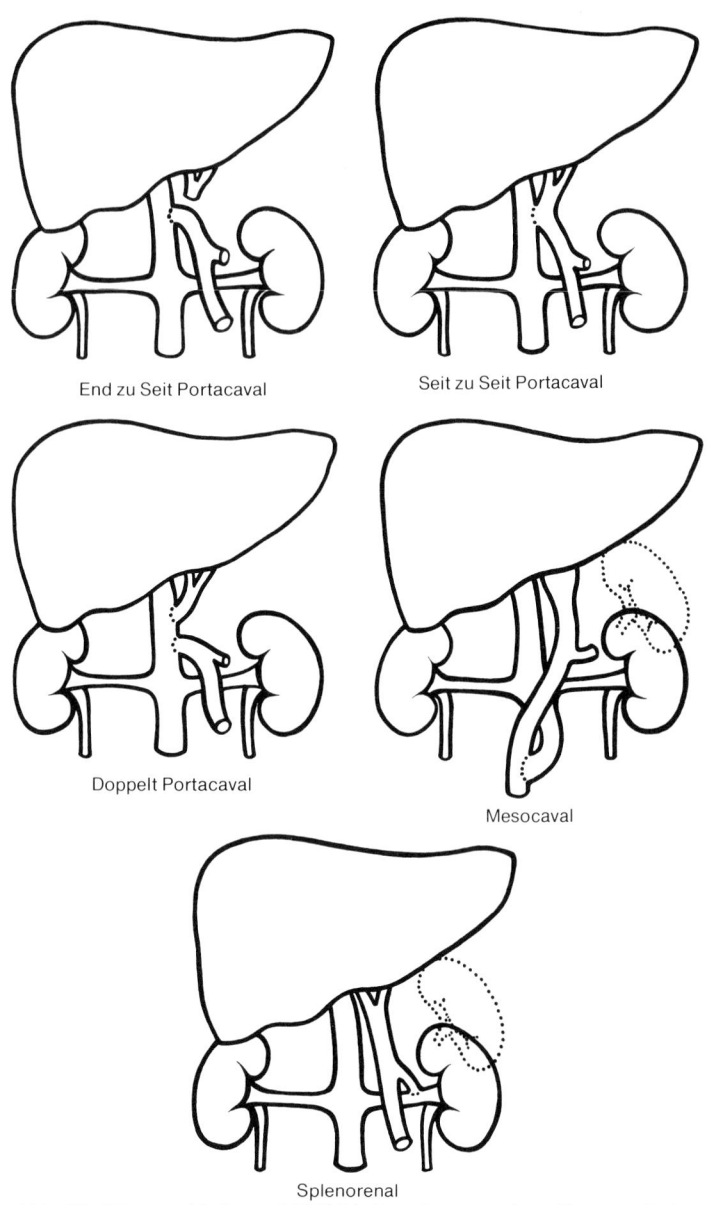

Abb. 23. Die verschiedenen Möglichkeiten der operativen Shunts zwischen Pfortader und Vena cava

Bilirubin < 1 mg%
Albumin > 2,5 g%
Prothrombinzeit normal
Keine Bewußtseinsstörung nach der Blutung.
3. Bei nicht stillbarer Blutung.
Operationsmethoden s. Abb. 23.

Folgen der Shunt-Operation

Bei guter Leberfunktion sind keine Folgen der Shunt-Operation zu befürchten. Verschluß des Shunts zeigt sich durch Wiederauftreten der portalen Hypertension an.

Bei Lebercirrhose und eingeschränkten Leberfunktionen tritt nach Shunt-Operation möglicherweise eine portocavale Encephalopathie auf. Strenge Kriterien bei der Auswahl der Patienten für die Shunt-Operation vermindern das Risiko der Encephalopathie, aber schließen nicht aus, daß im späteren Verlauf doch eine Encephalopathie entsteht, namentlich wenn sich die Leberfunktion infolge der Grundkrankheit verschlechtert oder wenn durch die Shuntoperation die Leberdurchblutung abnimmt (s. Tabelle 37).

Tabelle 37. Blutversorgung der Leber

	relativer Anteil	
	der V. portae	der A. hepatica
Normal	80%	20%
Cirrhose	20–40%	60–80%
nach End-zu-Seit-Shunt	0%	100%

Tabelle 38. Pathogenese des Ascites

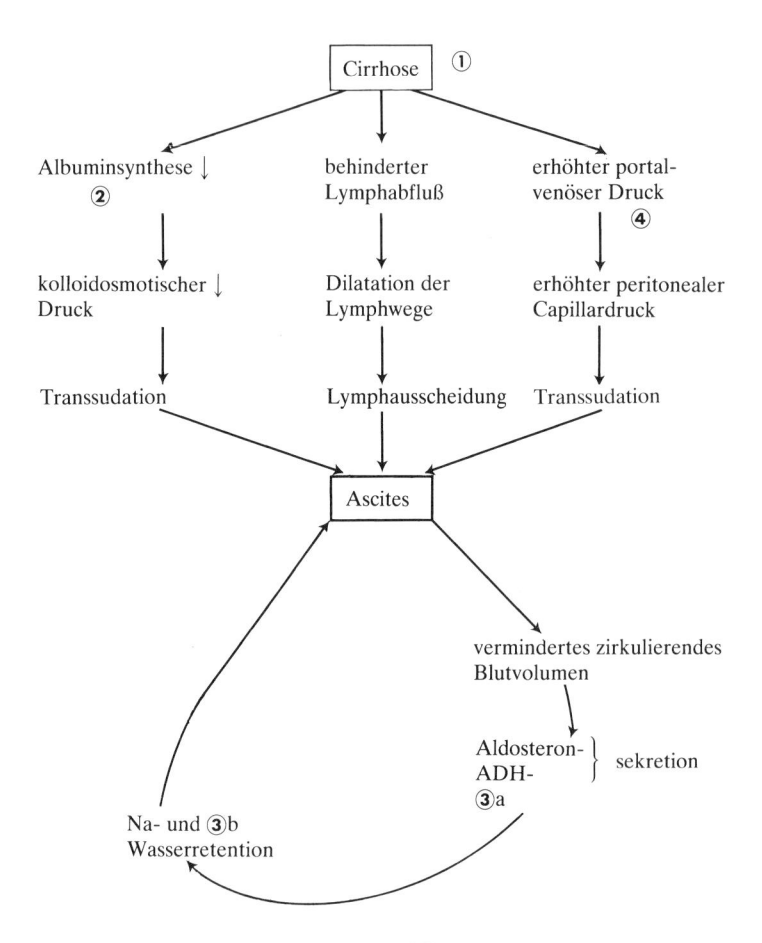

```
                          ┌──────────┐
                          │ Cirrhose │ ①
                          └──────────┘
              ↙                ↓                ↘
   Albuminsynthese ↓    behinderter         erhöhter portal-
         ②         Lymphabfluß         venöser Druck
                                                    ④
         ↓                  ↓                    ↓
   kolloidosmotischer ↓   Dilatation der    erhöhter peritonealer
   Druck                  Lymphwege         Capillardruck

         ↓                  ↓                    ↓
   Transsudation       Lymphausscheidung    Transsudation
              ↘              ↓                ↙
                         ┌─────────┐
                         │ Ascites │
                         └─────────┘
                              ↘
                               vermindertes zirkulierendes
                               Blutvolumen

                                    ↓
                               Aldosteron- ⎫
                               ADH-        ⎬ sekretion
                               ③a          ⎭

         Na- und ③b
         Wasserretention
```

Behandlung des Ascites (s. Tabelle 38)

1. Versuch der Besserung des Grundleidens
2. Zufuhr von Albumin: Albumininfusionen
   Reinfusionen von abpunktierter Ascitesflüssigkeit

3. Diuretica: Lasix 40–400 mg/Tag
   Aldosteronantagonisten: Aldactone (Spironolactone) 150 mg/Tag
4. Bei therapieresistentem Ascites und guten Leberfunktionen eventuelle Shunt-Operation (Seit-zu-Seit-portocavaler Shunt).

Mortalität der portalen Hypertension (s. Abb. 24)

(Die Prognose des Ascites ist günstiger, wenn die Leberaffektion besserungsfähig ist.)

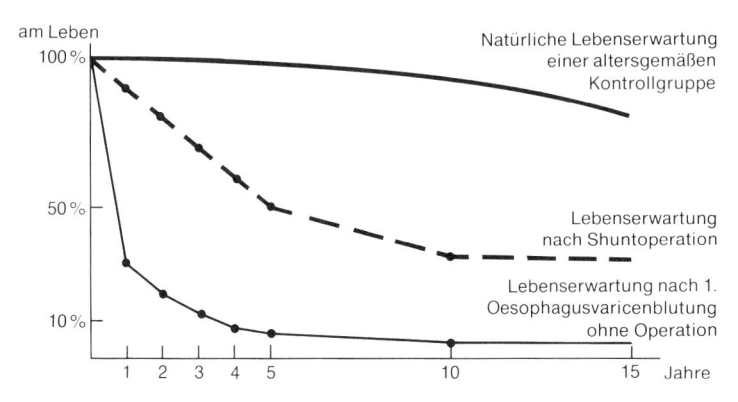

Abb. 24. Mortalität bei portaler Hypertension (nach Child). Neuere Statistiken haben Zweifel aufkommen lassen, ob die Shunt-Operation die Prognose verbessert

3.7.10. Hepatische Encephalopathie

Symptome

Neurologische und psychoorganische Symptome bei akuten und chronischen Leberkrankheiten sind im Beginn leichte, oft schwierig erkennbare Veränderungen der Persönlichkeit: Apathie, Reizbarkeit, Wurstigkeit, auffallendes Benehmen. Später kommt es langsam oder rasch zu Stupor, deliriösen Zuständen, Präkoma und Koma.
Neurologisch: Rigidität, Ataxie, Tremor, Hyperreflexie oder Hyporeflexie, Flapping Tremor.

Flapping Tremor (Asterixis) ist ein unspezifisches Symptom einer mittelschweren Encephalopathie. Bei ausgestreckten Armen und dorsalflektierten Handgelenken treten in unregelmäßigem Rhythmus von 1–2/sec kurze, schlagende Flexionsbewegungen der Finger auf. Die Pathogenese ist unklar. Man nimmt an, daß die Übertragung der afferenten Impulse in der Formatio reticularis des Hirnstamms infolge einer Gehirnstoffwechselstörung gestört ist.

Foetor hepaticus: Folge von Shunt (spontan oder chirurgisch) und ungenügender Entgiftungsfähigkeit der Leber.

Die schwefelhaltige Aminosäure Methionin wird im Darm durch Bakterien zu Mercaptan und weiter zu Dimethylsulfiden abgebaut. Fehlende Metabolisierung dieser Abbauprodukte infolge Leberinsuffizienz führt zu ihrem Erscheinen in der ausgeatmeten Luft. Der typische süßlich-üble Geruch scheint durch Dimethylsulfid bedingt (s. Abb. 25).

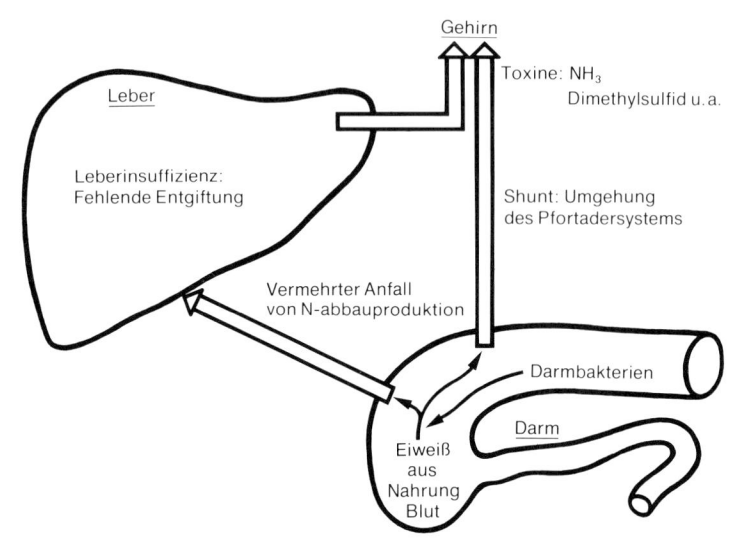

Abb. 25. Pathogenese der hepatischen Encephalopathie: Aus Nahrungseiweiß und Bluteiweiß (nach Hämatemesis) entstehen durch bakteriellen Abbau toxische Stoffwechselprodukte, die ins Gehirn gelangen, teils über portosystemische Shunts, teils über die insuffiziente Leber, deren Entgiftungsfunktion fehlt

Pathogenese der hepatischen Bewußtseinsstörungen

Es werden zwei Mechanismen diskutiert:
1. Die Leberinsuffizienz führt zur Akkumulation gehirntoxischer Substanzen, da die Leber diese Toxine nicht mehr genügend rasch metabolisiert.
2. Die Leber kann für den Gehirnstoffwechsel notwendige Substanzen nicht mehr genügend synthetisieren.

Das Schwergewicht wird gegenwärtig dem ersten Mechanismus beigemessen und folgenden Stoffen wird eine toxische Wirkung zugeschrieben:

Ammoniak, der am besten untersuchte Metabolit, ist sicher nicht das einzige Toxin, denn es besteht keine Korrelation zwischen Ammoniakkonzentration im Blut und Grad der hepatischen Encephalopathie. *Methionin und Methioninabbauprodukte (Dimethylsulfid, Äthanthiole), andere Aminosäuren, kurzkettige Fettsäuren, biogene Amine (Octopamin und β-Phenyläthanolamin), Indole und Skatole* entstehen durch Bakterien im Dickdarm aus Eiweißen. Anstieg ihrer Konzentration im Blut ist verbunden mit Verschlechterung der hepatischen Encephalopathie. Ihre Konzentration im Blut läßt sich senken durch eiweißarme Ernährung, durch Antibiotica mit Wirkung auf die Darmflora. Mit diesen beiden Maßnahmen bessert sich jeweils die Encephalopathie. Diese Verbindungen steigen — als Folge des Abbaus der Bluteiweißkörper — im Plasma nach einer intestinalen Blutung an.

Neuerdings wird angenommen, daß diese toxischen Substanzen (vor allem Octopamin) als falsche Neurotransmitter fungieren, d. h. sie verdrängen die normalen Neurotransmitter L-Dopa und 5-Hydroxytryptamin aus ihren Receptorbindungen.

Therapie der chronisch-hepatischen Encephalopathie

(S. unter exogenes Leberkoma, S. 161)
1. Eiweißarme Ernährung
2. Verminderung der Darmflora durch Neomycin, Tetracyclin oder Duphalac
3. Levodopa 1,5–3 g/Tag, abhängig von den gastrointestinalen Nebenwirkungen
4. Colon-Bypass-Operation: hohes Risiko, geringer Nutzen.

Exogenes und endogenes Leberkoma

Endogen

Verschlechterung der Leberfunktion durch Untergang weiterer Leberzellen.
Prognostisch schlecht.

Labor: Absinken der Gerinnungsfaktoren (empfindlichster Indikator der Synthesekapazität der Leber).
Metabolische Alkalose, Lactacidose.

EEG: Empfindlicher und genauer Indikator des Grades der Encephalopathie.

Therapie

1. Hypotone Glucose i.v.
2. Behandlung des Hirnödems durch Mannitol 20%
3. Vermeiden einer zusätzlichen Schädigung durch exogene Ursachen
4. Austauschtransfusion ⎫
5. Perfusion durch Tierlebern ⎭ noch im experimentellen Stadium

Exogen

Bei vorbestehender Leberinsuffizienz

1. infolge: hypovolämie (nach Diuretica, nach Blutungen)
Hypokaliämie (nach Diuretica)
Urämie
Sedativa

Diese Faktoren haben eine direkte Wirkung auf den Gehirnstoffwechsel, aber auch auf den Leberstoffwechsel (endogene Komponente auch beim exogenen Leberkoma)

2. infolge: vermehrten Anfalls toxischer Eiweißabbauprodukte aus dem Darm
nach Magendarmblutung
bei Konstipation
bei Urämie
bei eiweißreicher Ernährung.

Prognose: Relativ günstig. Gerinnungsfaktoren geben Auskunft über den Grad der endogenen Leberfunktionsstörung.

EEG zur Bestimmung des Grades der Gehirnstörung.

Therapie

1. Ausschalten der auslösenden Ursache, keine Sedativa, keine Diuretica.
2. Korrektur von Hypokaliämie durch Kaliuminfusionen (5% Glucose mit 40 mval/l KCl).
3. Korrektur der Hypovolämie durch Flüssigkeit, Plasmatransfusionen.
4. Korrektur von Anämie.
5. Korrektur von Acidose durch Infusion von Bicarbonat ($NaHCO_3$ 8,4%).
6. Entleerung des Darmes: Einlauf 0,5–1 l Wasser mit Duphalac (60 ml/l).
7. Verminderung der Darmbakterien: Neomycin 4–6 g in 24 Std, Duphalac 60–100 ml/Tag.

3.8. Galle und Gallenblase

Zusammensetzung der normalen Galle, s. Tabelle 39.
Bildung der Galle, s. Abb. 26.

Tabelle 39. Zusammensetzung der Galle

Gallensalze	(mAeq/L)	3–45
Lecithin	(mg/100 ml)	140–810
Cholesterin	(mg/100 ml)	97–320
Bilirubin	(mg/100 ml)	12–70
Eiweiß	(mg/100 ml)	30–300
Na	(mAeq/L)	146–165
K	(mAeq/L)	2,7–4,9
Ca	(mAeq/L)	2,5–4,8
Mg	(mAeq/L)	1,4–3,0
Cl	(mAeq/L)	88–115
HCO_3	(mAeq/L)	27–55

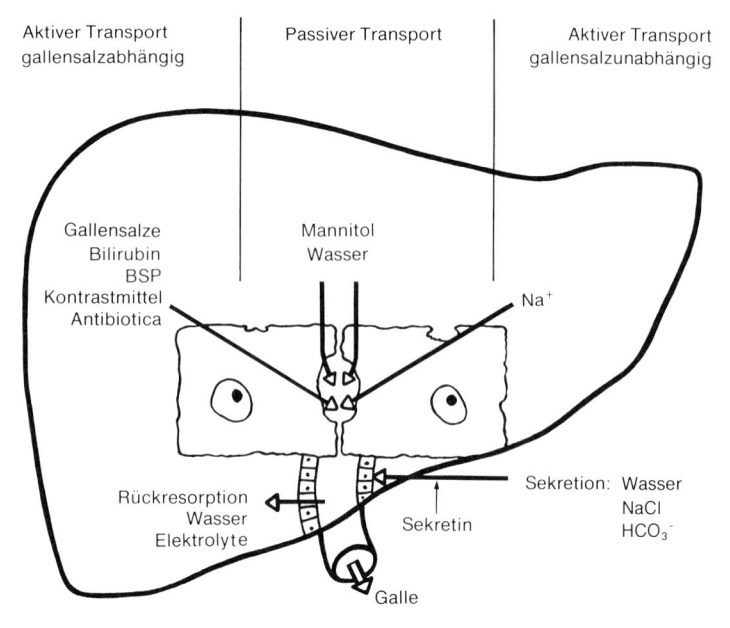

Abb. 26. Bildung der Galle.
Primärgalle entsteht durch passive Sekretion von Wasser, gallensalzunabhängige aktive Sekretion von Natrium und gallensalzabhängige aktive Sekretion der übrigen Gallenbestandteile. Durch Rückresorption und Sekretion in den intra- und extrahepatischen Gallengängen und in der Gallenblase entsteht die Sekundärgalle, die ins Duodenum ausgeschieden wird

3.8.1. Gallensalzstoffwechsel (s. Abb. 27)

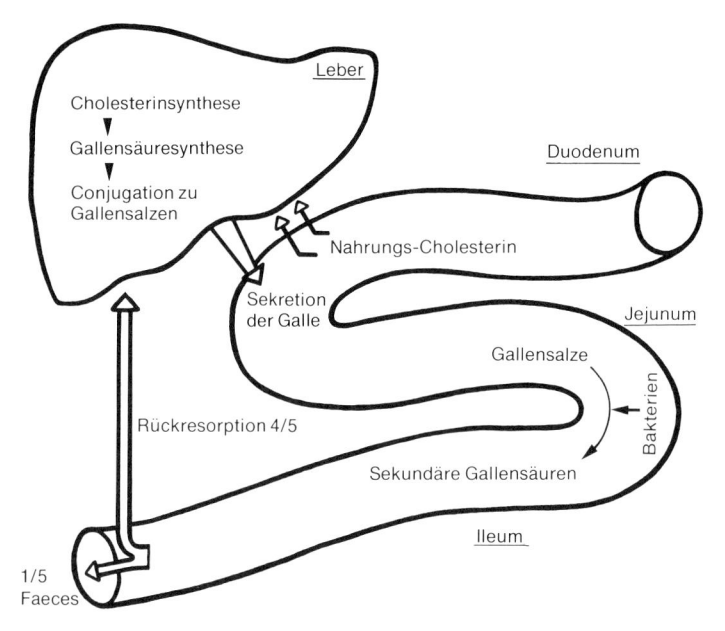

Abb. 27. Synthese und enterohepatische Zirkulation der Gallensäuren

Der Gallensalzpool beim Menschen beträgt 2–4 g. Täglicher Verlust mit den Faeces und tägliche Neuproduktion in der Leber halten sich die Waage und betragen etwa 0,5 g, also etwa $^1/_5$ des Pools. $^4/_5$ durchlaufen den enterohepatischen Kreislauf 6–8mal/Tag.

Die Gallensäuren werden aus Cholesterin in der Leber synthetisiert. Cholesterin selbst wird teils in der Leber synthetisiert, teils unverändert aus der Nahrung aufgenommen. Gallensalze entstehen durch Konjugation von Gallensäuren mit den Aminosäuren Glykokoll und Taurin in der Leber.

Aus Cholesterin entstehen Cholsäure und Chenodeoxycholsäure. Im Darm werden durch Abspaltung einer OH-Gruppe die sekundären Gallensäuren, Deoxycholsäure und Lithocholsäure gebildet. Lithocholsäure wird nur in Spuren rückresorbiert. Aus der Konjugation mit Glycin oder Taurin entstehen also 6 Varianten (s. Tabelle 40). Glycin-

Tabelle 40. *Cholesterin und Gallensäuren*

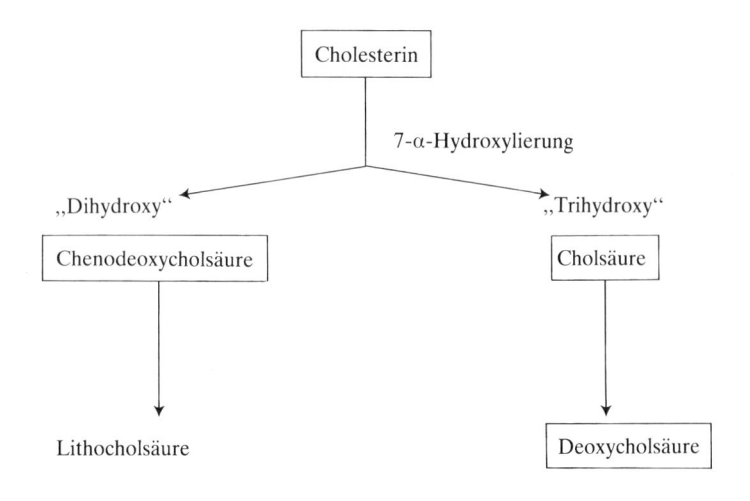

```
                    ┌─────────────┐
                    │ Cholesterin │
                    └─────────────┘
                           │
                 7-α-Hydroxylierung
         ┌─────────────────┴─────────────────┐
    „Dihydroxy"                         „Trihydroxy"
┌───────────────────┐                  ┌──────────┐
│ Chenodeoxycholsäure│                 │ Cholsäure│
└───────────────────┘                  └──────────┘
         │                                   │
         ▼                                   ▼
   Lithocholsäure                    ┌───────────────┐
                                     │ Deoxycholsäure│
                                     └───────────────┘
```

Gallensalze

Gallensäuren konjugiert in der Leber mit

Glycocoll	*Taurin*
Glycocholsäure	Taurocholsäure
Glycodeoxycholsäure	Taurodeoxycholsäure
Glycochenodeoxycholsäure	Taurochenodeoxycholsäure

salze überwiegen im Verhältnis 3:1 über die Taurinsalze. Cholsäure, Chenodeoxycholsäure und Deoxycholsäure sind im Verhältnis 4:4:2 in der normalen Galle vorhanden. Ihr Anteil an den Gesamtlipiden der Galle beträgt 70–80%. Gallensalz- und Cholesterinsynthese in der Leber sind regulierte Prozesse. Ihre Synthese wird gesteuert vom Bedarf und ist abhängig von der Gallensalzmenge, die aus dem Darm rückresorbiert wird (steigt bis auf das Zehnfache an bei Gallenfisteln), von der Cholesterinmenge in der Nahrung und von noch unbekannten Faktoren.

Die Gallensäuresynthese nimmt durch vermehrte exogene Zufuhr ab.

3.8.2. Steinbildende Galle

Die Galle, besonders die konzentrierte Gallenblasengalle, ist eine übersättigte Lösung von Cholesterin, und es war lange unklar, wie Cholesterin überhaupt in Lösung bleibt und weshalb nicht immer Steine entstehen. Man nimmt an, daß die Gallensalze mit Cholesterin und Phospholipiden ein sich gegenseitig in Lösung haltendes Gefüge bilden: sog. Micellen oder makromolekulare Komplexe. Ob noch spezifische Eiweißkörper für die Löslichkeit von Cholesterin nötig sind, ist unsicher. Man weiß heute, daß die drei Komponenten in einem richtigen Verhältnis ausgeschieden werden müssen, um in Lösung zu bleiben (s. Abb. 28). Sind in der Galle diese Verhältnisse nicht gegeben, so sprechen wir von *lithogener Galle*. Lithogene Galle ist zu reich an Cholesterin und zu arm an Gallensalzen. Ob der Produktion der lithogenen Galle eine Stoffwechselstörung in der Leber, ein Überangebot von Cholesterin oder eine Verminderung des Gallensalzpools zu Grunde liegt, wissen wir nicht. Wahrscheinlich sind

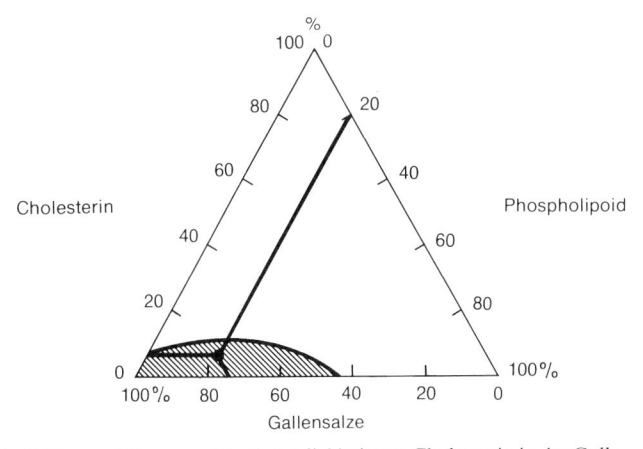

Abb. 28. 3-Phasen-Diagramm für die Löslichkeit von Cholesterin in der Galle. Die Lipide der Galle: Cholesterin, Gallensalze und Phospholipide, müssen in einem bestimmten Verhältnis zueinander in der Galle vorhanden sein, damit Cholesterin in Lösung bleibt. Der prozentuale Anteil der 3 Komponenten wird eingetragen. Die schraffierte Zone bezeichnet das Verhältnis bei nicht lithogener Galle. Beispiel: Eine Gallenprobe enthält 6% Cholesterin, 20% Phospholipid, 74% Gallensalze = 100% Lipide der Galle und ist also nicht lithogen

sowohl exogene (Ernährung) als endogene Faktoren beteiligt. Das Konzept der lithogenen Galle ist neu und es ist unklar, ob damit die Pathogenese der Cholelithiasis endgültig geklärt ist.

Diät und Gallensteine

Der Einfluß der Diät auf die Gallensteinbildung ergibt sich aus epidemiologischen Untersuchungen, welche zeigen, daß Überernährung mit einer raschen Zunahme der Gallensteinhäufigkeit verbunden ist, daß Unterernährung oder knappe Ernährung die Zahl der Gallensteinpatienten vermindert.

3.8.3. Auflösung von Gallensteinen

Auf Grund des Konzeptes der lithogenen Galle, mit Hilfe des Dreiphasendiagramms und mit dem Wissen, daß exogen zugeführte Gallensalze die Gallenzusammensetzung ändern können, war der Weg frei für Versuche, Gallensteine medikamentös aufzulösen.
Chenodeoxycholsäure in einer Dosierung von 0,5–2 g pro Tag löst einen Teil der Gallensteine nach 6–24monatiger Therapie auf. Welche Patienten davon profitieren, ob sich nach Absetzen der Therapie erneut Steine bilden, ob nicht nach längerer Therapie Nebenwirkungen auftreten und andere Fragen sind noch zu beantworten, bevor diese Gallensteintherapie empfohlen werden kann.

3.8.4. Cholecystitis und Cholelithiasis

Cholelithiasis ist wahrscheinlich die häufigste abdominelle Erkrankung in Mitteleuropa, die Cholecystektomie die häufigste Abdominaloperation.

Akute Cholecystitis

Sie ist fast immer die Folge von Gallensteinen. Die Entzündung ist im Beginn abakteriell. Wenn die Obstruktion durch den Verschlußstein verschwindet, infiziert sich die Galle sekundär. Die akute Cholecystitis heilt in der Regel binnen weniger Tage ab. Gelegentlich bildet sich ein Gallenblasenempyem aus.

Symptome

Koliken oder akute Oberbauchsymptomatologie. Der Patient ist krank und hat Fieber. Ikterus, falls vorhanden, hilft in der Diagnose. Die Gallenblase ist gelegentlich im Anfang als Hydrops palpabel.

Laborbefunde

Leukocytose, gelegentlich erhöhte alkalische Phosphatase und Transaminasen.
Abdomenleerbild: Nur der Nachweis von röntgendichten Gallensteinen hilft weiter.

Differentialdiagnose

s. unter akutem Abdomen, vor allem Myokardinfarkt, perforiertes Ulcus, Appendicitis, Pankreatitis.

Therapie

Bei Peritonitis (Défense, Entlastungsschmerz) Operation. Bei Koliken Spasmolytica. Antibiotica können die Ausbildung eines Empyems nicht verhindern, aber sie verschleiern die Symptomatologie, weshalb sie erst eingesetzt werden sollen, wenn der Entscheid über operative oder konservative Therapie gefällt ist (Tetracycline, Aminopenicilline). Nach Abklingen der akuten Cholecystitis Cholecystographie.

Chronische Cholecystitis

Sie ist immer die Folge eines Steinleidens.

Komplikationen

Akute Pankreatitis, Gallenblasencarcinom, Gallenblasenempyem.

Symptome

Die chronische Cholecystitis ist eine operative Diagnose. Klinisch tritt sie unter dem Bild der Gallenkolik, der Pankreatitis, gelegentlich unter uncharakteristischen Oberbauchschmerzen in Erscheinung. Druck nach dem Essen, Fettintoleranz und wenig intensive Oberbauchschmerzen sind meist nicht die Folge der gleichzeitig bestehenden Cholelithiasis. Es ist daher zweckmäßig, die Patienten darauf hinzuweisen, daß diese Symptome mit der Cholecystektomie nicht immer verschwinden.

Therapie

Cholecystektomie. Jede Cholecystektomie ist zu kombinieren mit der peroperativen Cholangiographie und Manometrie.

Postoperative Behandlung

Bei unkompliziertem Verlauf Spitalentlassung nach 10–12 Tagen. 4–8 Wochen nach Operation ist der Gesundheitszustand wieder vollständig hergestellt und keine weitere Therapie, auch keine Diät, erforderlich.

Postoperative Komplikationen

Ikterus (Folge von Verletzung des Choledochus oder der Papille, vergessene Choledochussteine) erfordert sofortige Reoperation. Septische Temperaturen: Folge von Wundinfektion oder ascendierender Cholangitis nach Manipulationen an der Papille.

Gallenkoliken ohne Gallensteine

Wenn die Cholecystographie bei typischen Gallenkoliken keine Steine gezeigt hat, so ist die Tomographie nach oraler oder intravenöser Cholecystocholangiographie durchzuführen. Sind auch diese Aufnahmen normal, so ist die Gallenblase mit größter Wahrscheinlichkeit nicht Ursache der Beschwerden. Man wird nach anderer Ursache der ,,typischen'' Gallenkoliken suchen müssen und, falls sich keine findet, symptomatisch behandeln.

Symptomlose Gallensteinträger

Gallensteine werden gelegentlich als Zufallsbefund gefunden. Sollen wir dem Patienten die Operation anraten? Ja, denn das Risiko des Eingriffs ist kleiner als das Risiko des Nichteingreifens: Mortalität bei Cholecystektomie à froid: 0,3%; Mortalität der asymptomatischen

Cholelithiasis über eine 10-Jahresperiode: 2% (ohne Einschluß von 50% der Patienten, die wegen Komplikationen im Verlaufe dieser 10 Jahre operiert werden müssen).

Die Cholecystektomie bei symptomlosen Gallensteinträgern ist nicht indiziert bei Patienten mit erhöhtem Operationsrisiko oder mit einer Lebenserwartung von weniger als 10 Jahren.

Postcholecystektomie-Syndrom

Die Cholecystektomie ist eine ausgezeichnete Operation. 60% der Patienten sind nach Cholecystektomie beschwerdefrei. 35% haben leichtere Abdominalbeschwerden, welche häufig vorbestanden haben und deren Zusammenhang mit der Cholecystopathie unsicher ist. 5% der Patienten leiden unter persistierenden Beschwerden nach Cholecystektomie.

Ursache:
1. Operativ-technische Fehler; Vergessene Steine, Gallenblasenrest- oder Cysticusregenerat, entzündliche Veränderungen an der Papille.
2. Die Beschwerden stehen in keinem Zusammenhang mit der Cholelithiasis und der Gallenblase.
3. Störung des Cholesterin- und Gallensalzstoffwechsels.

Abklärung des Postcholecystektomie-Syndroms

Genaue Anamnese mit Vergleich der Beschwerden vor und nach der Operation. Durchsicht des Operationsberichtes und der peroperativen Cholangiogramme. Intravenöses Cholangiogramm. Magenduodenalpassage. Kontrasteinlauf, evtl. intravenöses Pyelogramm. Leberfunktionsproben. Blutbild und Senkung. Bei unklarem Befund an der Papille und den Gallenwegen: endoskopische transduodenale retrograde Cholangiographie. Damit läßt sich eine Pathologie an den Gallenwegen oder eine andere Ursache der Beschwerden ausschließen.

Therapeutische Versuche

Bei normalem organischem Befund: Gallensäurepräparate (Feloflux, Fellamin) 1–2 Dragées nach den Hauptmahlzeiten beeinflussen leichtere postprandiale Beschwerden aus unbekannten Gründen günstig.

Heftige, kolikartige, episodisch auftretende Schmerzen lassen sich durch Progesteron beeinflussen. Bodwall berichtet über günstige Resultate mit Gestanon (Allylöstrenol) 5–10 mg täglich oder Orgasteron (Methylöstrenolon) 1–3 mg täglich. Die Behandlung muß über Jahre durchgeführt werden.

3.8.5. Cholangitis

Unter Cholangitis verstehen wir die ascendierende, bakterielle Infektion der gestauten Gallenwege mit Beteiligung des Leberparenchyms und Gefahr der Bildung von Leberabscessen.

Symptome

Septische Temperaturen, Schmerzen im Leberbereich und Ikterus (fehlt bei intermittierender Abflußbehinderung).

Labor

Leukocytose, Erhöhung der alkalischen Phosphatase, leichte bis starke Erhöhung der Transaminasen, vermehrt Urobilinogen im Urin.

Diagnose

Schüttelfrost, rechte Oberbauchschmerzen mit nachfolgendem Ikterus sichern die Diagnose. Sie ist schwierig bei geringgradigen Schmerzen, subfebrilen Temperaturen, fehlender Druckdolenz der Leber und ohne Ikterus. Bei chronischer Cholangitis ist Ikterus manchmal das erste Symptom.

Abklärung

Suche nach der Abflußbehinderung durch intravenöses Cholangiogramm, Duodenalpassage. Bei unklarem Befund: transhepatisches oder retrogrades Cholangiogramm. Die chronische Cholangitis bei schmerzlosem Ikterus wird durch die *Leberbiopsie* diagnostiziert.

Behandlung

Sofortige Operation, wenn die Symptome innerhalb von 48 Std nicht abklingen. Sonst Wahloperation, wenn die Cholangitis abgeheilt ist. Nach vorangegangenen Operationen an den Gallenwegen sollte der Patient zur Operation nur einem Chirurgen mit spezieller Erfahrung in Gallengangschirurgie anvertraut werden.

Medikamentöse Therapie

Vor der Operation: Antibiotica (da es sich meist um Coli-Infektionen handelt, eignen sich Ampicillin oder Rifampicin), Flüssigkeits- und Elektrolytersatz, parenteral Vitamin K (bei Gerinnungsstörung). Operation nach Abklingen der Cholangitis oder wenn sich der Allgemeinzustand während der medikamentösen Behandlung verschlechtert.

3.8.6. Carcinom

Carcinom der Gallenblase

Gallenblasencarcinome ohne Cholelithiasis sind äußerst selten.

Symptome

Umschriebene, dumpfe Schmerzen im rechten Oberbauch, welche häufig postprandial zunehmen. Selten sind eigentliche Gallenkoliken.

Befund

Häufig Palpationsbefund im Bereich der Gallenblase. Röntgenologisch atypische Lage und Form der Gallenblase, falls sie zur Darstellung kommt.

Therapie

Operativ: Zum Zeitpunkt der Diagnosestellung ist das Carcinom meist nicht mehr radikal operabel. Das Gallenblasencarcinom breitet sich infiltrativ im benachbarten Leberlappen entlang den intrahepatischen Lymphwegen aus. Häufig ist auch ein palliativer Eingriff nicht möglich.

Gallengangscarcinom

Führt zum Verschlußikterus, gelegentlich zu Cholangitis.

Therapie

Operation: Excision, falls der Tumor intracanaliculär geblieben ist, sonst Umgehungsanastomose zwischen Gallenblase und Dünndarm.

Papillencarcinom

Läßt sich klinisch diagnostizieren auf Grund der Kombination Ikterus, Cholangitis, exokrine Pankreasinsuffizienz und häufig intestinale Blutung (Silberstuhl: Kombination von Melaena und acholischem Stuhl). Die Prognose nach Operation des Papillencarcinoms ist günstiger als diejenige des Pankreaskopfcarcinoms, da es früher Symptome macht. Man darf daher eine Pankreaticoduodenektomie empfehlen (Einzelheiten siehe unter Pankreascarcinom).

3.9. Pankreas

3.9.1. Pathophysiologie der Pancreatitis

Das exokrine Pankreas sezerniert die Fermente Lipase zur Spaltung der Triglyceride, Amylase zur Spaltung der Polysaccharide und Peptidasen, und Trypsin bzw. Chymotrypsin, zur Spaltung der Polypeptide. Unter normalen Bedingungen entfalten alle Fermente ihre Aktivität erst im Dünndarm.
Pankreatitis entsteht durch Aktivierung der Enzyme in den Pankreasgängen und Eindringen der aktivierten Enzyme in die Pankreaszellen. In der Pathogenese kennen wir 3 Mechanismen:
1. Abflußbehinderung des Pankreassaftes
2. Aktivierung der Pankreasenzyme
3. Sekretion eines primär abnormen Pankreassaftes.

1. Abflußbehinderung

Cholelithiasis nach Steinpassage, primäre oder sekundäre Papillenstenose oder papillennahe Strikturen im Hauptgallen-Pankreasgang sind die bekannten Ursachen von etwa der Hälfte der akuten und der chronisch rezidivierenden Pankreatitiden. Diese Formen der Pankreatitis lassen sich durch den röntgenologischen oder peroperativen Nachweis einer Dilatation des Pankreasgangsystems objektivieren.

2. Aktivierung der Enzyme

Normale Galle hat keine fermentaktivierende Wirkung. Erst infizierte Galle führt zu Pankreatitis. Bakterielle Dekonjugation der Gallensalze und durch bakterielle Einwirkung entstehende Kinasen haben einerseits eine cytotoxische Wirkung und erlauben damit das Eindringen der Fermente in die Pankreaszellen. Andererseits wirken sie als Fermentaktivatoren vor allem der Phospholipase A. Phospholipase A und deren Reaktionsprodukte Lysolecithin und Lysokephalin verursachen schwerste Pankreasnekrosen, wenn sie bei Anwesenheit von dekonjugierten Gallensalzen ins Pankreasgewebe eindringen.
Trypsin hat für die Entstehung der Pankreatitis offenbar keine direkte Bedeutung. Im Pankreas wird Trypsin bei Pankreatitis nicht gefunden, sondern lediglich dessen inaktive Vorstufe Trypsinogen. Die Bedeutung des Trypsins liegt in der Aktivierung vasoaktiver Substanzen und damit in der Genese des Schockzustandes bei Pankreatitis.

3. Sekretion eines primär abnormen Pankreassekretes

Bei Mucoviscidose, Hyperparathyreoidismus, nach Corticosteroidtherapie und bei chronischem Alkoholismus ist die Viscosität des Pankreassaftes zu hoch. Beim Alkoholiker sezerniert das Pankreas ein an Protein übersättigtes Sekret, welches sich in den feinen Pankreasgängen niederschlägt und sekundär verkalkt. Dieses Sekret ist ein Gemisch von normalen Fermenten mit einem Protein, das normalerweise nicht sezerniert wird.
Die Pathogenese der Pankreatitis bei Nicht-Alkoholikern und ohne Abflußbehinderung ist unbekannt.

Alkohol und Pankreatitis

Die akute, nekrotisierende Pankreatitis des Alkoholikers nach Alkoholexzeß unterscheidet sich nicht von der akuten Pankreatitis anderer Genese.
Die chronische, calcifizierende Pankreatitis ist eine typische Folge des chronischen Alkoholismus und kommt sonst nur ausnahmsweise vor.

3.9.2. Pankreatitis

Wir unterscheiden:
1. die akute Pankreatitis
2. die akut rezidivierende Pankreatitis
3. die chronisch rezidivierende Pankreatitis
4. die primär chronische Pankreatitis.

Akute und akut rezidivierende Pankreatitis

Ist dadurch gekennzeichnet, daß nach Abheilung der akuten Erkrankung das Pankreas morphologisch und funktionell wieder normal wird.

Formen der akuten Pankreatitis

- Akut nekrotisierende Pankreatitis (= Pankreasapoplexie): akutes Abdomen mit Schock. Mortalität 50%. Nach Abheilung Pseudocysten des Pankreas häufig.
- Milde verlaufende Pankreatitis mit Schmerzen unterschiedlicher Intensität von bohrendem Charakter in der Tiefe des Oberbauches, ausstrahlend nach links. Dauer 1 bis über 24 Std.
- Rezidivierende akute Pankreatitis: Schmerzattacken unterschiedlicher Intensität und Dauer. Intervall Wochen bis Jahre.

Ätiologische Faktoren s. Tabelle 41.

Abklärung

Labor: Amylaseerhöhung nur während den Attacken.

Tabelle 41. Ätiologische Faktoren der akuten Pankreatitis

Gallenwegserkrankungen	54 %
Chronischer Alkoholismus	4,5%
Mumps	1,2%
Hyperparathyreoidismus	0,2%
Carcinom	1,4%
Corticoidtherapie	1 %
Unbekannt	37,7%

Röntgen. Ausschluß von Erkrankung der Gallenblase und Gallenwege. Veränderungen des Duodenalbogens durch Schwellung des Pankreaskopfes oder Pseudocysten.

Pankreasfunktionsteste sind nach Abheilung der akuten Pankreatitis normal.

Verlauf der akuten Pankreatitis

Auf Grund der Symptome im Beginn der Erkrankung läßt sich der Verlauf nicht voraussagen. In den ersten 2 Tagen kann eine harmlos beginnende Pankreatitis in einen schweren, nekrotisierenden Prozeß übergehen, umgekehrt kann ein Patient, der im Schock mit akutem Abdomen eingeliefert wurde, nach 2 Tagen beschwerdefrei sein. Da es unmöglich ist, den natürlichen Verlauf der Krankheit vorauszusehen, ist die Beurteilung der Therapie problematisch.

Therapie der akuten Pankreatitis

(Vorschlag von Chapner et al., Brit. J. Surg. *61,* 177, 1974)
1. Analgetica nach Bedarf (Pethidin, Fortalgesic, Novalgin).
2. Intravenöse Infusionen nach Bedarf (Kreislauf, Diurese).
3. Magensonde: kontinuierliche Aspiration des Magensaftes, Probanthin i.m. 15 mg alle 6 Std.
4. Trasylol 200000 E zu Beginn, dann alle 6 Std i.v. während 5 Tagen oder als Dauertropfinfusion 800000 E in 24 Std (s. Abb. 29).
5. Nach Abklingen des akuten Schubes Sanierung der Abflußverhältnisse.

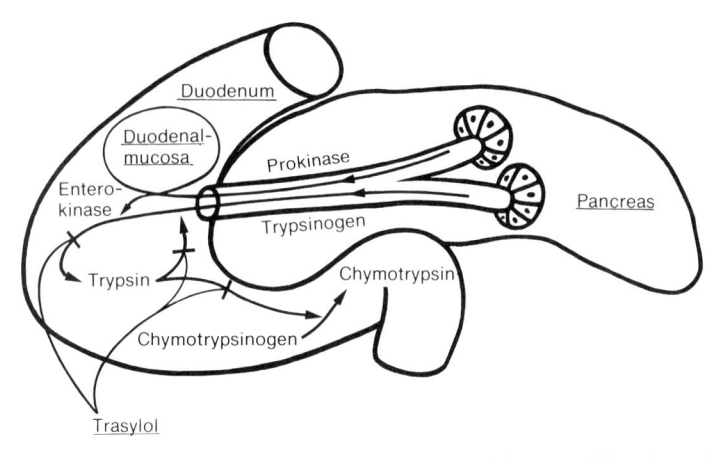

Abb. 29. Wirkung von Trasylol: es hemmt Enterokinase und Trypsin und verhindert damit die Umwandlung des inaktiven Trypsinogens bzw. Chymotrypsinogens in Trypsin bzw. Chymotrypsin

Chronische Pankreatitis

Symptome

- Asymptomatisch bis die Zerstörung des Pankreas zur exokrinen Insuffizienz führt.
- Rezidivierende akute Attacken variabler Intensität mit progredienter Zerstörung des Pankreasgewebes.
- Primär asymptomatisch mit später beginnenden rezidivierenden Schmerzen infolge von Abflußbehinderung.

Abklärung

Labor

- Amylase im akuten Schub oft erhöht.
- Pathologische Leberfunktionsteste bei gleichzeitiger Affektion der Gallenwege.

Röntgen

- Einengung des intrapankreatitischen Choledochus (s. Abb. 30).
- Cholelithiasis?

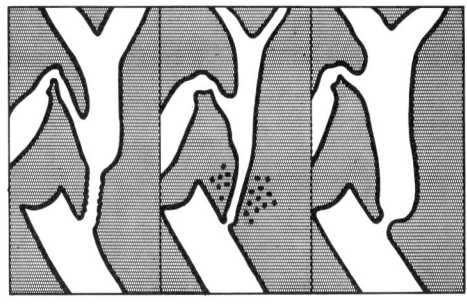

Chron.   Chron. calcific.   Papillitis
PANCREATITIS

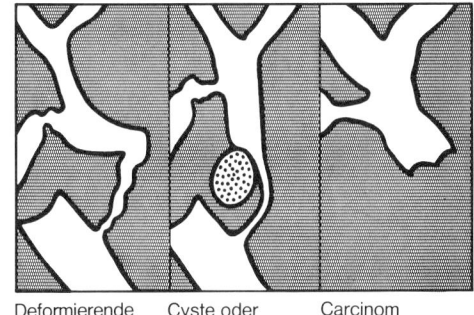

Deformierende   Cyste oder   Carcinom
Pancreatitis   Carcinom

Abb. 30. Ductus choledochus im Röntgenbild. Schematische Darstellung nach peroperativen Aufnahmen

- Ausweitung des Duodenalbogens mit Veränderungen des Schleimhautreliefs.
- Papillenstenose und Erweiterung des Ductus Wirsungianus (retrograde Pankreatographie).
- Verkalkungen im Pankreas (bei Alkoholismus).

Pankreasfunktionstests

- Lundh-Test, Sekretin-Pankreozymintest: pathologisch bei fortgeschrittener chronischer Pankreatitis.
- Chymotrypsin im Stuhl vermindert.

- Steatorrhoe (Spätsymptom).
- Diabetes mellitus: frisch auftretend oder akut verschlechtert nach einer Schmerzattacke spricht für Pankreatitis.

Normaler Ausfall sämtlicher Untersuchungen schließt die Pankreatitis nicht aus.

Therapie

1. In der Attacke: Nahrungskarenz, Anticholinergetica, Schmerzmittel.
2. Sanierung der Abflußverhältnisse: Auf Grund der Röntgenbefunde

Pancreaticojejunostomie   a

Pancreaticoduodenectomie   b

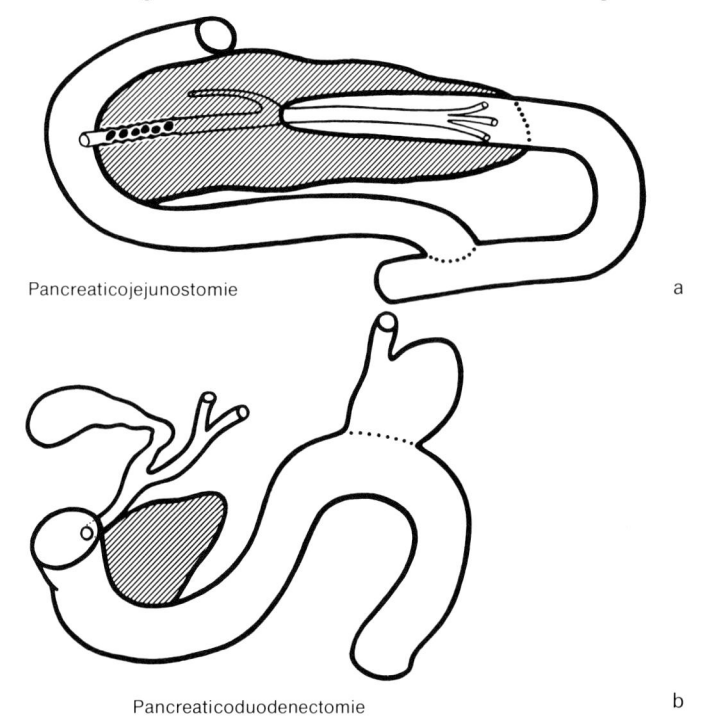

Abb. 31a und b. Operationen am Pankreas bei Abflußbehinderung in Pankreaskopf. Bei der Pankreaticojejunostomie (a) wird eine Jejunumschlinge zur Anastomose mit dem breit freigelegten distalen Pankreasgang verwendet. Die Pankreaticoduodenektomie (b) erfordert eine Anastomose zwischen Choledochus und Jejunum und zwischen reseziertem Magen und Jejunum

am Choledochus und Ductus Wirsungianus: Cholecystektomie und Choledochusrevision, Papillenplastik, Pankreaticojejunostomie (s. Abb. 31).
3. Striktes Alkoholverbot.
4. Bei Pankreasinsuffizienz: Substitution. Dosierung so hoch, daß die Fettstühle verschwinden. Der penetrante Geruch der Fettstühle wird durch kurzdauernde Tetracyclintherapie vermindert.
Geeignete Pankreasfermentpräparate (standardisierter Lipasegehalt): Fermento Duodenal, Cotazym forte u. a.

Rezidivprophylaxe

Wenn keine chirurgisch behebbaren Veränderungen am Pankreas bestehen und kein Alkoholismus, so ist der Verlauf nicht beeinflußbar.

3.9.3. Pankreascarcinom

Das Pankreascarcinom ist schwierig zu diagnostizieren. Im Zeitpunkt der Diagnose meist inoperabel, eine Überlebenszeit von kaum mehr als 1 Jahr und eine 5-Jahresheilung von weniger als 5%: das ist die

Tabelle 42. Hauptsymptome bei Pankreascarcinom

	Kopf	Corpus	Ampulle
Gewichtsverlust	83%	71%	62%
Schmerzen als Hauptsymptom	48%	90%	38%
als Erstsymptom	38%	76%	31%
Ikterus als Hauptsymptom	65%	0%	77%
als Erstsymptom	31%	0%	54%
Schmerzloser Ikterus	31%	0%	46%

Weitere Symptome
Schwäche	33%	
Inappetenz	44%	
Nausea	23%	
Erbrechen	23%	
Konstipation	21%	
Diarrhoe	33%	
Thrombophlebitis	8%	

traurige Bilanz der Pankreascarcinome. Etwas besser sind die Aussichten beim Papillen- oder papillennahen Carcinom, wenn Ikterus und Pankreasinsuffizienz auftreten, solange der Tumor noch relativ klein ist.

Symptome

S. Tabelle 42.
Schmerzen in der Tiefe des Oberbauches bis in den Rücken, retrosternal oder ins linke Hypochondrium ausstrahlend; oft vermehrt im Liegen; Zusammenhang mit dem Essen variabel.

Untersuchungsbefund

Im Anfangsstadium immer negativ, später Ikterus, Metastasenleber, Ascites, Kachexie.

Abklärung

Bei Ikterus: Magenduodenalpassage, Duodenoskopie mit retrograder Darstellung des Ductus Wirsungianus, Laparoskopie und Biopsie bei Hepatomegalie.
Ohne Ikterus: Magendarmpassage, Pankreasfunktionsprüfungen, Szintigraphie, Ultraschalltomographie, Angiographie, Laparotomie.
Ich empfehle, bei Verdacht auf Pankreascarcinom, mit der Laparotomie nicht zuzuwarten. Außer beim Papillencarcinom sind wir ja auch am Ende der ausgeklügeltsten Untersuchung selten sicher, ob ein Pankreascarcinom vorliegt oder nicht.

Therapie des Pankreascarcinoms

Radikaloperation: Pankreaticoduodenektomie, ein großer Eingriff mit hoher Mortalität.
Frühkomplikationen: Blutungen, Nahtinsuffizienz, Mesenterialvenenthrombose, hepatorenale Insuffizienz.
Spätkomplikationen (oft invalidisierend): Diarrhoe, Diabetes (oft schwer einstellbar), Ulcus pepticum jejuni, Gallengangsstenosen mit Cholangitis.

Daher: keine heroischen Operationen in fortgeschrittenen Fällen. Die großen Operationen sind für die kleinen Tumoren geeignet.
Palliative Chirurgie (nur bei Pankreaskopfcarcinom, bei Ikterus): Gastroenterostomie, Cholecystojejunostomie.
Palliative Resektion bei endokrinen Tumoren, bei welchen die Excision von endokrin aktiven Lebermetastasen indiziert ist.

Prognose des Pankreascarcinoms

Vom Beginn der Symptome bis zum Tod beim Kopfcarcinom 3–21 Monate, beim Corpuscarcinom 2–11 Monate, beim Papillencarcinom 3–36 Monate. Einige wenige Patienten überleben 5 Jahre.

3.10. Fettstoffwechsel

3.10.1. Pathophysiologie

Die Quellen der Körperfettes sind das Nahrungsfett und das in der Leber synthetisierte Fett.
Lipide, Kohlenhydrate und Proteine werden je nach Angebot und Bedarf im Stoffwechsel ausgetauscht. Ein zuviel an Fett ist meist die Folge eines Überangebots an Gesamtcalorien und nicht eines Überangebots an Fett.
Das Nahrungsfett bildet im Duodenum mit der Galle eine Emulsion. Die Triglyceride werden durch die Pankreaslipase hydrolysiert zu freien Fettsäuren, Mono- und Diglyceriden. Lipide und Gallensalze bilden Micellen (= Makromolekularaggregate). Aus den Micellen werden die Moleküle von den Dünndarmepithelzellen resorbiert (Abb. 32). Im endoplasmatischen Reticulum der Dünndarmepithelzelle werden neue Triglyceride gebildet, mit wenig Cholesterin vermischt, mit einem Phospholipidmantel umgeben und als Chylomikronen in die Lymphgefäße abgegeben. Die Leber nimmt die Chylomikronen auf, spaltet Phospholipide und Cholesterin ab, hydrolysiert Triglyceride zu freien Fettsäuren, baut diese ab, resynthetisiert sie neu und gibt sie an Proteine gebunden ins Plasma ab. Die Lipide gelangen

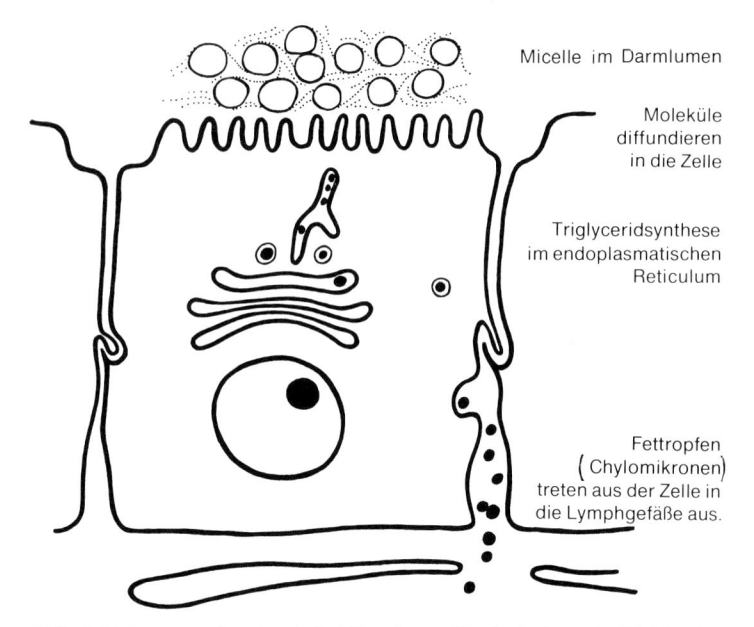

Abb. 32. Fettresorption durch die Dünndarmzelle. Aufnahme der Lipidmoleküle aus den Micellen des Darmlumens, Hydrolyse und Veresterung im endoplasmatischen Reticulum. Bildung der Chylomikronen, welche in die Lymphe übertreten

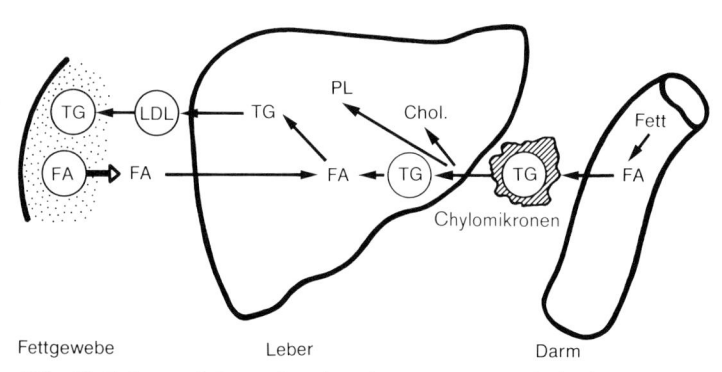

Abb. 33. Leber und Fettstoffwechsel (Erklärung s. Text). (FA) Fettsäuren, (TG) Triglyceride, (Chol.) Cholesterin, (PL) Phospholipide, (LDL) low density lipoprotein

ins Fettgewebe, werden dort abgelagert und wieder mobilisiert (Abb. 33). Zwischen Leber und Fettgewebe besteht ein kontinuierlicher Lipidaustausch.

3.10.2. Hyperlipämie

Die Analyse der Lipide im Plasma ist nur eine Momentaufnahme aus einem Stoffwechselgeschehen, welches abhängig ist von Nahrungsaufnahme, Stoffwechselvorgängen im Dünndarm, in der Leber und im Fettgewebe. Die Konzentration der Blutlipide kann in gewissen Grenzen rasch wechseln, so daß nur wiederholte Bestimmungen eine diagnostische Aussage erlauben.

Bedeutung der Hyperlipämie

Hyperlipämie hat keine unmittelbaren Folgen für die Gesundheit oder das Wohlbefinden der Patienten. Die Behandlung bringt infolgedessen keinen unmittelbaren Nutzen und kann nicht vom Patienten kontrolliert oder beurteilt werden.

Hyperlipämie und Arteriosklerose

Statistisch besteht eine Korrelation zwischen Hyperlipämie und Arteriosklerose, welche für die Untergruppen der Hyperlipämie unterschiedliche Signifikanz hat.

Hyperlipämie und Diabetes

Hyperlipämie ist eine Manifestation bei adipösen Diabetikern. Die Kombination von Diabetes und Hyperlipämie ist für die arteriellen Durchblutungsstörungen ungünstig.

Hyperlipämie, Bauchschmerzen und Pankreatitis

Bei den Hyperlipämietypen I und V (s. Tabelle 43) kommen Bauchschmerzen vor, deren Genese nicht klar ist. Typ I, IV und V sind überdies häufig mit akut rezidivierender Pankreatitis verbunden. Jede akute Pankreatitis führt an sich zu momentaner Hyperlipämie.

Tabelle 43. Die Typen der Hyperlipämie (nach Frederickson)

Typus	Erhöhte Lipide	Plasmatrübung	Klinische Assoziation	Diät
I	Chylomikronen	milchig	Xanthome Pankreatitis Bauchschmerzen	fettarm
II a	Chylomikronen + Cholesterin	klar	früh Arteriosklerose Xanthelasma	cholesterinarm, reich an ungesättigten Fettsäuren
II b	Cholesterin	klar	Xanthome	cholesterinarm, reich an ungesättigten Fettsäuren
III	Cholesterin + Triglyceride (prä-β-Lipoproteide)	leicht trüb oder klar	Arteriosklerose Diabetes	cholesterinarm, reich an ungesättigten Fettsäuren
IV	Triglyceride (prä-β-Lipoproteide)	klar oder leicht trüb	Arteriosklerose Diabetes	Gewichts-Reduktion Kohlenhydrate reduzieren kein Alkohol
V	Chylomikronen + Triglyceride (prä-β-Lipoproteide)	milchig	Pankreatitis Bauchschmerzen Xanthome	Gewichts-Reduktion Kohlenhydrate reduzieren kein Alkohol

Hyperlipämie und Alkohol

Alkohol greift entscheidend in den Lipidstoffwechsel der Leber ein, hat aber seltener Hyperlipämie (außer bei hypercalorischer Ernährung) als Leberzellverfettung zur Folge.

Ernährung und Hyperlipämie

Die Nahrung führt zu Hyperlipämie bei exzessiver Zufuhr von Triglyceriden und bei hypercalorischer Ernährung. Zwischen Körpergewicht, Adipositas und Blutlipiden bestehen keine festen Relationen. Richtige Ernährung ist aber der Grundpfeiler jeder Hyperlipämietherapie.

Chylomikronenhyperlipämie (Typ I) wird durch eine fettarme Diät korrigiert. Die übliche Fettmenge von 70–100 g/Tag muß auf 20–30 g reduziert werden. Gesättigte wie ungesättigte Fettsäuren sind gleichermaßen zu reduzieren.

Prä-β-Lipoproteinämie (Typ IV und V) reagiert gut auf Gewichtsreduktion, wobei ein Gewicht am unteren Ende der Normalskala anzustreben ist. Auf Alkohol muß verzichtet werden. Kohlenhydrate in der Nahrung stark reduzieren.

β-Lipoproteinämie (Typ II und III): Verminderung des Cholesterins durch cholesterinarme Diät und Gabe von ungesättigten Fettsäuren. Cholesteringehalt um die Hälfte senken (von ca. 500 auf 250 mg/Tag). Verhältnis gesättigte zu ungesättigten Fettsäuren von normalerweise etwa 5 : 1 auf 1 : 2 ändern.

Medikamentöse Therapie der Hyperlipämien

Nicotinsäure hemmt die Lipolyse aus dem Fettgewebe und die Synthese des Prä-β-Lipoproteins und des β-Lipoproteins. Dosierung: 3×100 mg/Tag steigend auf 3–9 g/Tag (Ronicol retard). Nebenwirkungen: Gefäßerweiterung, Pruritus, Magendruck, Nausea, Diarrhoe. Leberschäden, Harnsäureanstieg, Glucosurie. Die Nebenwirkungen zwingen zu großer Vorsicht in der Verordnung. Nachdem antihyperlipämische Medikamente über viele Jahre eingenommen werden müssen, scheinen mir die Nebenwirkungen der Nicotinsäure für die wirksame Therapie zu schwerwiegend.

Clofibrat: Wirkungsweise noch immer nicht genau bekannt. Hemmt offenbar die Lipoproteinsynthese und steigert die Cholesterinaus-

scheidung in die Galle (Gallensteinbildung!). Indikationen: Typ II, III, IV und V. Dosierung: 3–4 × 500 mg/Tag (Regelan, Atherolip, Sklromex). Nebenwirkungen: Nausea, Exanthem, Leberstörungen sind selten, aber zwingen zum Absetzen der Therapie.
Clofibrat beeinflußt die Wirkung von Coumarin auf die Blutgerinnung, Antikoagulantientherapie muß neu eingestellt werden mit Beginn der Clofibrattherapie.
Biguanide: Biguanide senken die Lipidkonzentration im Plasma (Triglyceride und Cholesterin) unabhängig von ihrem Einfluß auf den Blutzucker. Diese Wirkung ist bei Diabetikern und Nicht-Diabetikern gleichermaßen nachweisbar. Die Wirkung wird durch Kombination mit Clofibrat erhöht. Biguanide sind indiziert bei Hyperlipämien vom Typ II b, III und IV.
D-Thyroxine, Cholestyramin, Sitosterol u. a. Medikamente sind wegen Nebenwirkungen oder noch ungenügend langer Therapiedauer für die allgemeine Therapie ungeeignet.

Beurteilung des Therapieerfolges

Bis jetzt ist noch keine gegen Hyperlipämie gerichtete Behandlung lange genug durchgeführt worden, um ihren Nutzen im Hinblick auf das Arterioskleroserisiko zu beweisen. Es ist denkbar, daß wir mit der Therapie zwar die Blutlipide senken, den der Arteriosklerose zu Grunde liegenden Prozeß aber nicht aufhalten können. Es ist weiterhin denkbar, daß wir zwar eine statistisch signifikante Reduktion der arteriosklerosebedingten Erkrankungen erzielen, daß wir aber durch die Behandlung Krankheiten erzeugen, so daß die Gesamtmorbidität und -mortalität unverändert bleibt. Gerade aus diesen Gründen ist größte Zurückhaltung in der Verabreichung von Medikamenten am Platze, die für die Behandlung der Hyperlipämie empfohlen werden. In den meisten Fällen wird man sich auf eine vernünftige und zweckmäßige Diätempfehlung beschränken und deren Einhaltung überwachen.

3.11. Die gastrointestinalen Hormone (s. Abb. 34)

Der Gastrointestinaltrakt ist Produzent und Reaktionsorgan von 6 bekannten Hormonen. Die hormonproduzierenden Zellen (11 verschiedene Typen sind bekannt) sind in der Mucosa verteilt und bilden keine eigentliche Drüse, weshalb ihre Isolierung schwierig ist. Unsere lückenhaften Kenntnisse sind auf das Fehlen einfacher Bestimmungsmethoden und auf die Seltenheit von Hormonüberproduktions- und Hormonmangelsyndromen zurückzuführen.

Die Hormone Gastrin, Sekretin, Cholecystokinin und Pankreozymin (das sich als mit Cholecystokinin identisch erwiesen hat) sind auf Grund experimenteller, physiologischer Arbeiten lange vor ihrer Strukturaufklärung und Analysemöglichkeit erkannt worden, während GIP, VIP, Enteroglucagon und Motilin erst in letzter Zeit bekannt geworden sind. Nur 2 Hormonstörungen haben klinisch bisher Bedeutung erlangt, nämlich das Zollinger-Ellison-Syndrom (durch gastrinproduzierenden Tumor verursacht) und das Verner-Morrison-Syndrom (durch VIP- und Sekretin(?)-produzierenden Tumor verursacht).

Die Hormone sind chemisch ähnlich. Es sind Polypeptide mit 17–34 Aminosäuren. Sie beeinflussen sich gegenseitig, teils additiv, teils antagonistisch. Neben den im folgenden geschilderten Hauptwirkungen haben sie Wirkungen auf Sekretion und Motilität des Gastrointestinaltraktes und beeinflussen andere Hormone und neurohormonale Bindungen in noch mangelhaft erkannter Weise. Zweifellos haben sie eine entscheidende Bedeutung in der Regulation des Verdauungsvorgangs.

Ob die *Prostaglandine* zu den Hormonen zu zählen sind, ist eine Definitionsfrage. Sie werden in vielen Organen gebildet und wirken teils auf dem Blutwege, teils direkt am Ort ihrer Synthese. Sie haben mannigfaltige extraintestinale Wirkungen. Im Magen-Darm-Trakt greifen sie in Resorptions- und Motilitätsablauf ein. Ihre Rolle im natürlichen Verdauungsprozeß ist unbekannt. Prostaglandine sind offenbar die Ursache der Diarrhoe bei medullärem Schilddrüsencarcinom und anderen seltenen Tumoren.

3.11.1. Gastrin

Produktionsort:	G-Zelle im Magenantrum, Duodenum, Jejunum
Wirkungsort und Hauptwirkung:	HCl-Sekretion durch Stimulation der Partietalzellen des Magencorpus
	Gastroösophagealer Sphinkter: Tonussteigerung

Gastrin

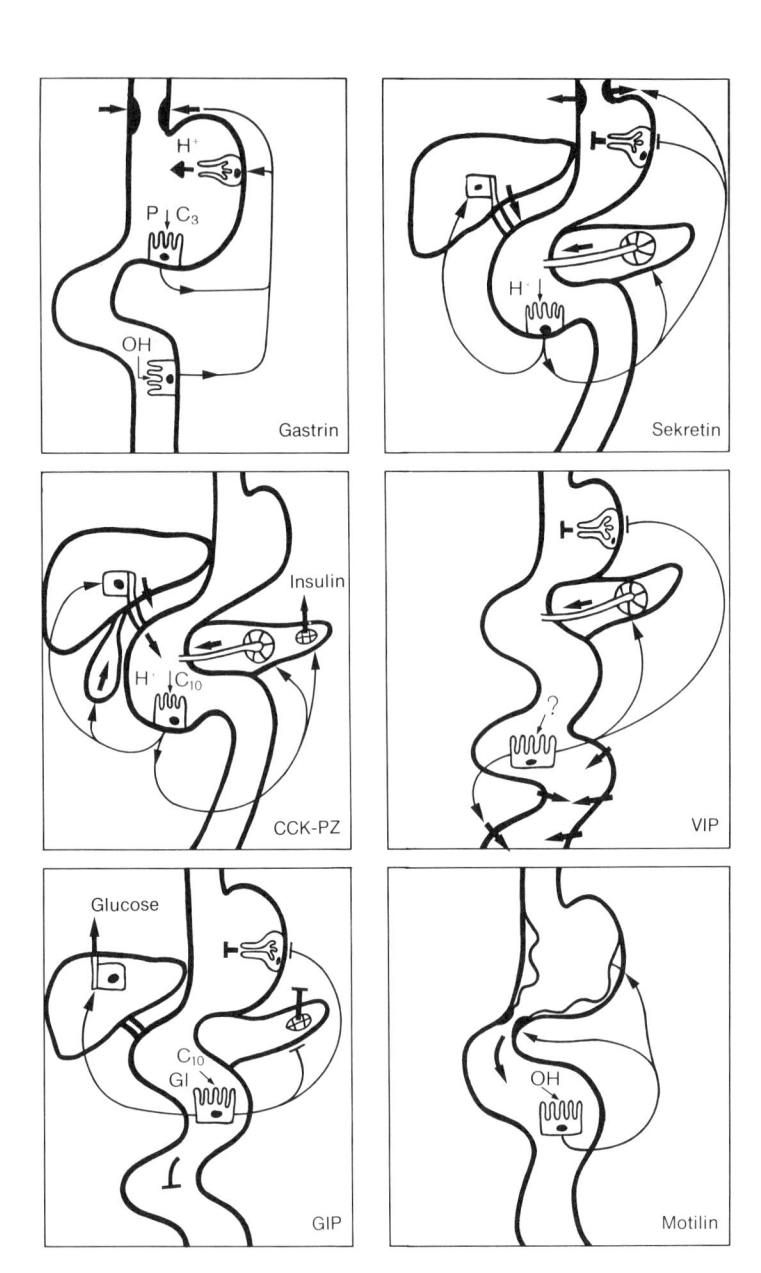

Sekretin

CCK-PZ

VIP

GIP

Motilin

Sekretionsreiz:	Aminosäuren, Peptide, kurzkettige Fettsäuren, Alkohol, Insulin, OH^--Ionen
Hemmung:	H^+-Ionen
Chemie:	3 natürliche Formen: – Little Gastrin – 17 Aminosäuren – Big Gastrin – 34 Aminosäuren – Big Big Gastrin – ? Aminosäuren Vollwirksam ist das Gastrinpentapeptid, welches natürlich nicht vorkommt.
Überproduktion:	1. Durch Gastrin-produzierende Adenome im Magen und im Pankreas: Zollinger-Ellison-Syndrom 2. Bei Magenschleimhautatrophie infolge Fehlens des Erfolgorgans: bei Perniciosa (klinisch bedeutungslos).

Gastrinmangelzustände: nicht bekannt.

Zollinger-Ellison-Syndrom

Ulcera im Duodenum, vor allem atypisch gelegene, postbulbäre Ulcera. Häufig Diarrhoe.
Magensaft extrem hyperacid: bereits Basalsekretion stark vermehrt (über 20 mval/Std), über 100 ml Magensaft/Std. Relativ geringer Anstieg der Säuresekretion nach Pentagastrinstimulation.

Therapie

Totale Gastrektomie. Entfernung des (oft schwer zu findenden) Adenoms und der zum Zeitpunkt der Diagnose meist vorhandenen Lebermetastasen.

Abb. 34. Die gastrointestinalen Hormone.

Hormonsezernierende Zelle, sekretionsfördernde Substanz (H^+ionen, OH^-ionen, P = Peptide, C_3 = kurzkettige Fettsäuren, C_{10} = langkettige Fettsäuren, Gl = Glucose), Effekt: → Stimulation, ⊣ Hemmung

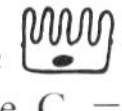

3.11.2. Sekretin

Produktionsort:	Duodenum, Jejunum
Wirkungsort und Hauptwirkung:	Exokrines Pankreas: Vermehrung der Sekretmenge
	Leber: Vermehrung der Gallensekretion
	Magen: Hemmung der HCl-Sekretion
	Gastroösophagealer Sphinkter: Tonusverminderung
Sekretionsreiz:	H^+-Ionen, Insulin
Hemmung:	?
Chemie:	Polypeptid mit 27 Aminosäuren
Überproduktion:	Verner-Morrison-Syndrom? (s. unten)
Mangelzustände:	unbekannt.

3.11.3. Cholecystokinin-Pankreozymin (CCK-PZ)

Produktionsort:	Duodenum, Jejunum
Wirkungsort und Hauptwirkung:	Exokrines Pankreas: Enzymausschüttung
	Gallenblase: Kontraktion und Entleerung
	Sphinkter Oddi: Relaxation
	Magen: Pepsinsekretion
	Insulinfreisetzung
Sekretionsreiz:	H^+-ionen, Ca^{++}-ionen, Peptide, langkettige Fettsäuren
Hemmung:	OH^--ionen?, Pankreaslipase?
Chemie:	Polypeptid mit 33 Aminosäuren (die letzten 5 Aminosäuresequenzen sind identisch mit Gastrin)
Überproduktion:	Bei exokriner Pankreasinsuffizienz infolge Fehlen des Erfolgorgans?
Mangelzustand:	?

3.11.4. Enteroglucagon

Produktionsort:	Jejunum, Ileum
Wirkungsort und Hauptwirkung:	Wie Pankreasglucagon: Blutzuckeranstieg Darmmotilität: Hemmung. Pankreas: Sekretionshemmung Darmmucosa: Hypotrophie der Dünndarmzotten
Sekretionsreiz:	Langkettige Fettsäuren, Glucose
Hemmung:	?
Chemie:	?
Überproduktion:	Enteroglucagon-produzierende Tumoren ($\to$ hochgradige Konstipation, Hyperglykämie), Dumping Syndrom?
Mangelzustände:	?

3.11.5. GIP (Gastric Inhibitory Peptide)

Produktionsort:	Duodenum Jejunum wie CCK-PZ
Wirkungsort und Hauptwirkung:	Magen: Hemmung der HCl-Produktion (hochwirksamer Gastrinantagonist) Pankreas: Insulinfreisetzung
Sekretionsreiz:	Fettsäuren und Glucose
Hemmung:	?
Chemie:	ähnlich wie CCK-PZ, aber 43 Aminosäuren
Überproduktion	?
Mangel:	?

GIP und Enteroglucagon sind möglicherweise identisch.

3.11.6. VIP (Vasoactive Intestinal Peptide)

Produktionsort:	Duodenum Jejunum (Gesamtmenge größer als Gastrin oder Sekretin) Pankreas

Wirkungsort und Hauptwirkung:	Exokrines Pankreas: Sekretionssteigerung Dünndarm: hochgradige Steigerung der Sekretion Magen: Hemmung der Säureproduktion Kleine Arterien: Vasodilatation
Sekretionsreiz:	?
Hemmung:	?
Chemie:	Polypeptid mit 28 Aminosäuren
Überproduktion:	Verner-Morrison-Syndrom
Mangelzustände:	?

Verner-Morrison-Syndrom, verursacht durch ein VIP-sezernierendes Adenom des Pankreas. Inwieweit auch Secretin-sezernierende Adenome dieses Syndrom verursachen, ist nicht genau bekannt.

Symptome

Wäßrige Diarrhoe, Hypokaliämie, Hypercalcämie, Achlorhydrie.

Therapie

Entfernung des Adenoms.

3.11.7. Motilin

Produktionsort:	Dünndarm
Wirkungsort und Hauptwirkung:	Magen: Steigerung der Peristaltik, Förderung der Magenentleerung
Sekretionsreiz:	OH^--ionen im Duodenum und Jejunum
Chemie:	Polypeptid mit 22 Aminosäuren
Überproduktion:	?
Mangelzustände:	?

3.11.8. Prostaglandine

Prostaglandine sind langkettige Hydroxyfettsäuren mit 20 C-Atomen. Es sind bisher 13 Subtypen isoliert worden. Ursprünglich aus dem Sekret der Samenblase isoliert, haben sie ihren Namen behalten, obwohl sie in zahlreichen Geweben des Körpers synthetisiert werden können. Die Synthese von Prostaglandinen erfordert das Ferment Prostaglandinsynthetase, welches durch entzündungshemmende Medikamente (Phenylbutazon, Indomethazin, Diclophenac) inaktiviert wird. Ob die Hemmung der Prostaglandinsynthese für die Wirkung und die Nebenwirkung der entzündungshemmenden Medikamente eine entscheidende Rolle spielt, kann noch nicht ausgesagt werden.

Die Prostaglandine wirken oxytozisch. Prostaglandininfusionen werden zur Einleitung von Aborten und Geburten verwendet. Am Magen-Darm-Trakt ist die Wirkung von PGE 1 und PGF 2 α untersucht, welche eine massive Sekretion von Wasser und Elektrolyten in den Dünndarm provozieren, damit die Durchflußmenge steigern und zu Diarrhoe führen. Am gastroösophagealen Sphinkter führt PGF 2 α zur Kontraktion, PGE 2 zur Relaxation.

4. Untersuchungsmethoden

4.1. Röntgenuntersuchung

Röntgentechnik, Durchführung von Röntgenuntersuchungen und Interpretation der erhaltenen Röntgenbefunde erfordern theoretisches Wissen und praktische Erfahrung, welche durch keine Beschreibung ersetzt werden können. Die Zahl der technisch ungenügenden Röntgenaufnahmen gerade auf dem Gebiet der Magen-Darm-Krankheiten ist noch immer bedauerlich hoch, und die auf Grund solcher Aufnahmen gemachten Diagnosen können ebenso gut falsch wie richtig sein. Andererseits ist auch die einwandfrei durchgeführte Röntgenuntersuchung mit einer gewissen Zahl von Fehlerquellen behaftet, über die sich jeder Arzt im klaren sein muß, denn allzu häufig wird ein normaler Röntgenbefund mit Gesundheit des Patienten gleichgesetzt. Die kurze Darstellung auf den folgenden Seiten ersetzt keinen Lehrgang in Röntgenologie. Sie will nur auf einige wichtige Gesichtspunkte hinweisen.

4.1.1. Magen-Darm-Passage

Durchführung

Patient nüchtern (12 Std Nahrungskarenz, 6 Std Trinkkarenz). Durchleuchtung der Thoraxorgane und kurzer Überblick über das Abdomen. Patient trinkt stehend 1–2 Schluck eines mitteldicken Kontrastbreis, danach ein CO_2-produzierendes Pulver oder Tabletten (z.B. Gastroluft) mit 1–2 Schluck verdünntem Kontrastbrei. Anschließend horizontale Lagerung des Patienten, der zur guten Verteilung des Kontrastmittels und des Luft-CO_2-Gemisches um seine eigene Achse rotiert. Mittels Durchleuchtungskontrolle ist die geeignete Verteilung zu beobachten. Ösophaguspassage stehend und liegend und bei Kopftieflage. Ösophagogastrischer Übergang: Schlucken von dickem Brei und Aufnahmen gezielt in Bauch- und Rückenlage, Schräglage bei stark abgewinkeltem ösophagogastrischem Übergang.

Auf Bauchlage-Aufnahme sollte Magenfundus im Doppelkontrast mitdargestellt sein, in Rückenlage in Prallfüllung.

In Rücken-halbschräg-Lage Aufnahme von Corpus, Antrum und Bulbus duodeni im Doppelkontrast (Zielaufnahmen). Kompression einzelner Abschnitte, evtl. in Bauchlage mit Unterlegen eines aufblasbaren Ballons.

In 45–60° Kipptischstellung Magencorpus im Doppelkontrast. In dieser Lage Peristaltik häufig gut zu erfassen.

Zielaufnahmen des Bulbus: Vorder- und Hinterwand in Prallfüllung in Boxerstellung des Patienten. Darstellung des Duodenalbogens in geeigneter Projektion während Durchleuchtungskontrolle.

Stehend: Luftfüllung des Fundus. Beobachtung der Magenentleerung. Antrum-Bulbus-Prallfüllung.

Übersichtsaufnahme in Bauchlage je nach Magenentleerungszeit und Füllung der Dünndarmschlingen sofort oder nach 15 bis 60 min. Ileocoecalregion $1^{1}/_{2}$–6 Std nach Beginn.

Kontrastmittel

Bariumsulfatsuspensionen.
Praktisch sind die bereits als Suspension gehandelten Präparate *Micropaque, Baritop* und andere. Für Ösophagus unverdünnt, sonst 1 : 1 bis 1 : 2 mit Wasser verdünnen.
Übliche Menge: $^{1}/_{2}$ dl unverdünnt
                2 dl verdünnt.
CO_2-Spender: $NaHCO_3$ 1–2 g. Gastrolufttabletten 10–20 Tabletten.

Röntgentechnik

Patient möglichst filmnahe, focusfern (90 cm – 1 m bei Übersicht).
Kurze Zeiten: 0,08–0,15 sec. 300–500 mAmp.
KV nach Position und Dicke des Patienten. In Bauchlage am wenigsten 80–96 KV, stehend 88–112 KV.

Man lege sich eine Standardtabelle für dünne, mittlere und dicke Patienten an und variiere die Exposition der Zielaufnahmen auf Grund des Durchleuchtungsbefundes, sofern man nicht mit Beleuchtungsautomat arbeitet.

Interpretation

Bilder nur im Zusammenhang mit Durchleuchtung beurteilen. Befunde, die auf den Bildern nicht dargestellt sind, haben als inexistent zu gelten. Bei einwandfreier Technik bietet die Interpretation geringe Schwierigkeiten.

4.1.2. Dickdarmdarstellung

Röntgenkontrasteinlauf („Holzknecht")

Ich empfehle gegenüber den Patienten, nicht vom „Holzknecht" zu sprechen, da dieses Wort unnötige Assoziationen an eine Tortur erweckt. Tatsächlich ist der Kontrasteinlauf eine zwar etwas peinliche und unangenehme Prozedur, aber Ruhe und Takt des Personals und eine sanfte Hand beim Einführen des Darmrohres machen diese Untersuchung zu einer recht harmlosen Methode.

Vorbereitung des Patienten

Voraussetzung für eine gute Darstellung des Dickdarms ist eine vollständige Entleerung des Darmes.
Vorbereitung des Patienten für die Dickdarmuntersuchung, s. Tabelle 44 und 45.
Reinigungseinlauf.

Durchführung der Prallfüllung

Kontrastmittel langsam einfließen lassen. Überdehnung des Rectums vermeiden, da durch zunehmenden Rectumdruck Sigmaspasmen gefördert werden.
Bevor Kontrastmittel ins Coecum und ins Ileum einfließt, müssen Aufnahmen von *Rectum seitlich, Rectosigmoid* und *Sigmaschlinge in freier Projektion* gemacht sein. Zielaufnahmen der frei projizierten

Tabelle 44

MERKBLATT FÜR PATIENTEN

Vorbereitung zur Röntgenuntersuchung mit X-PREP
für Herrn/Frau ....

Ihre Röntgenuntersuchung erfordert eine gründliche Darmentleerung.
X-PREP hilft Ihnen dabei.

Beachten Sie bitte diese Empfehlung:

Am Vortag der Untersuchung:
- Der Einnahme von X-PREP kann eine leichte, fettfreie Mittagsmahlzeit vorausgehen. Trinken ist erlaubt, jedoch keine Fruchtsäfte.
- Einnahme von X-PREP nach Anweisung des Arztes.
- Nach X-PREP-Einnahme keine feste Nahrung und keine Fruchtsäfte mehr.
- Abends Beschränkung auf klare Suppe (ohne Einlage), Götterspeise (ohne Früchte), Kaffee oder Tee mit wenig Zucker (ohne Sahne oder Milch).

5–8 Stunden nach der Einnahme von X-PREP erfolgt die gründliche Entleerung des Darmes.

Am Tag der Röntgenuntersuchung:
- Verzichten Sie vollständig auf Ihr Frühstück.

ZUR BEACHTUNG: Nach Einnahme von X-PREP sollen bis zur Untersuchung andere Medikamente nur nach ärztlicher Anordnung eingenommen werden.

Befolgen Sie diese Empfehlung sorgfältig. Sie ermöglichen eine einmalige Röntgenuntersuchung und vermeiden lästige, zeitraubende und kostspielige Wiederholungen. Sie erleichtern sich und dem Arzt die Röntgenuntersuchung.

Einnahme von X-PREP:
Trinken Sie den gesamten Inhalt der Portionsflasche X-PREP
am .... um .... Uhr.
Die geleerte Flasche mit Wasser füllen und dieses nachtrinken.
Ihre Röntgenuntersuchung ist am .... 19.... um .... Uhr.

Tabelle 45

Vorbereitung für die Röntgenuntersuchung mit Dulcolax

Vorschrift für ....
Ihre Röntgenuntersuchung ist am .... um .... Uhr

Die Röntgenuntersuchung erfordert eine gründliche Entleerung des Darmes. Die folgende Vorschrift ermöglicht eine schonende Vorbereitung.

2 Tage vor der Untersuchung
– 2 Dragées Dulcolax nach dem Nachtessen
– von da an nur leichte Kost: kein Gemüse, kein Obst, keine fetten Speisen.

Am Tage vor der Untersuchung:
– 2 Dragées Dulcolax nach dem Nachtessen (evtl. 3–4 bei ungenügender Wirkung am Vortag).
– Kleines Nachtessen. Danach nichts mehr essen.

Am Untersuchungstag:
– Morgens, 3 Std. vor der Untersuchung 1 Dulcolaxsupp. einführen (außer wenn starke Krämpfe aufgetreten sind).
– 1 Tasse Tee oder Kaffee ist erlaubt.

Flexura lienalis, Flexura hepatica und der Ileocoecalregion. Übersichtsaufnahme in Bauchlage. Restbild: Übersicht nach Entleerung. Zielaufnahmen bei Diverticulose nach Entleerung, da Divertikel dann am besten zu beurteilen.

Durchführung Doppelkontrast

Vollständige Entleerung des Dickdarms ist entscheidend. Zwischen Laxantiengabe und Röntgenuntersuchung sollten mindestens 12 Std liegen, da sonst der Reflux von Kontrastmittel und Luft ins Ileum unvermeidbar ist. Vor der Röntgenuntersuchung Reinigungseinlauf. Praktisch sind Systeme mit Zufluß und Ablauf ad libitum, so daß sich die Spülung des Darmes wiederholen läßt, bis die Spülflüssigkeit klar abfließt. Einfließenlassen von mitteldickem Kontrastbrei bis Mitte Descendens. Nachpumpen von Luft durch einen Seitenanschluß. Durch Rotieren des Patienten um seine eigene Achse, sowie durch Auf- und Abkippen des Patienten auf dem Kipptisch, wird die gleichmäßige Verteilung von Barium und Luft erreicht. Evtl. Bariumsuspension ablassen und Luft zufügen. Gelegentlich Gabe eines Spasmolyticums (Probanthin, Buscopan i.m.) notwendig, um kontrahierte Colonabschnitte ebenfalls darzustellen. Übersichtsaufnahmen in Bauchlage, Rückenlage, stehend, linker und rechter Seitenlage und halbschräg rechts angehoben, evtl. Kopftieflage für Rectum.

Kontrastmittel

Barotrast 1 : 3 verdünnt mit Wasser.
Microbar 1 : 3 verdünnt für Doppelkontrast
   1 : 5 für Prallfüllung (in praktischen Beuteln mir Irrigationsschlauch im Handel).

Aufnahmetechnik

Prallfüllung: Hartstrahl: 100 bis 120 KV. 12–20 mAmp.-sec.
Doppelkontrast: 76–96 KV, bei 30–90 mAmp.-sec.

Interpretation

Beide Methoden haben Vor- und Nachteile. Die Prallfüllung eignet sich zum Nachweis infiltrativer Prozesse, Wandstarre, Verdrängungserscheinung und zur Beurteilung der Ileocoecalregion, Diverticulitis, evtl. Perforation.
Die Doppelkontrastmethode eignet sich zur Erfassung von Schleimhautläsionen, Polypen, Colitis ulcerosa und granulomatosa. Auf der Suche nach einer Blutungsquelle, nach Frühcarcinom und zur Diagnose der Colitis wählt man daher die Doppelkontrastmethode.
Bei unklaren Prozessen, bei Stenosierungssymptomen und zum Nachweis von Diverticulitis wählt man die Prallfüllung. Gegebenenfalls kommen beide Methoden zur Anwendung.

4.1.3. Cholecystographie

zur Darstellung der Gallenblase.

Durchführung

Leeraufnahme am Vortag. Anschließend, nach dem Nachtessen, Einnahme des Kontrastmittels. Trinken ist erlaubt, aber nicht essen. 14 Std später erfolgt die Übersichtsaufnahme, danach Zielaufnahmen im Stehen und je nach Befund in Schräg-, Rücken- oder Bauchlage. Gabe einer Reizmahlzeit. 30 min danach erneute Übersichts- und evtl. Zielaufnahmen. Bei fehlender Gallenwegsdarstellung Aufnahme 60 min nach Reizmahlzeit.

Kontrastmittel

Telepaque – Bilijodon – Cistobil – Biloptin und Solubiloptin – Orabilix.
Pharmakologie: Die Gallekontrastmittel werden im Plasma an Albumin gebunden und kaum durch die Nieren ausgeschieden. Sie werden von der Leber wie Bilirubin glucuroniert und in die Galle ausgeschieden. Bei erhöhter Bilirubinkonzentration erfolgt keine Ausscheidung des Kontrastmittels in die Galle. Die oralen Gallekontrastmittel konkurrieren mit Bilirubin um die Ausscheidung aus der Leberzelle in die Galle.
Übliche Dosis: 2–3 g oral (4–6 Tabl.).
Nebenwirkungen: Nausea, Diarrhoe, Bauchkrämpfe, urticarielles Exanthem sind nicht seltene, aber harmlose Nebenwirkungen. Einzig bei generalisierter Urticaria ist ein Antihistaminicum i.v. indiziert.

Röntgentechnik

Film-Focusabstand 90 cm, 24/30 cm Film. Bucky-Blende. 50–70 KV. 150–250 mAmp. sec.

Indikation

Gallensteine und Gallenblasenerkrankungen sind so häufig, daß eine Gallenblasendarstellung zweckmäßigerweise mit jeder Röntgenuntersuchung des Abdomens durchgeführt werden sollte, sofern eine Gallenblasenerkrankung nicht bewiesen ist oder mit Sicherheit ausgeschlossen werden kann.

Kontraindikation

Ikterus (Bilirubin über 2 mg%).
Renale Insuffizienz.
Bekannte Allergie auf jodhaltige Kontrastmittel.

Interpretation

Normales Cholecystogramm schließt eine Gallenblasenerkrankung mit großer Wahrscheinlichkeit aus. Bei sehr dichtem oder sehr flauem Kontrast der Gallenblase werden Steine gelegentlich übersehen, vor allem bei nicht einwandfreier Aufnahmetechnik (zu harte Aufnahme, Luftüberlagerung).
Röntgenologische Cholelithiasis: Selten wird ein Luftschatten, ein Gallenblasenpolyp oder eine Septumbildung als Gallenstein interpretiert. Die positive Gallensteindiagnose durch orale Cholecystographie ist eine der diagnostisch verläßlichsten Methoden.

Keine Darstellung der Gallenblase:
Ursachen: 1. Der Patient hat das Kontrastmittel nicht oder nicht zur richtigen Zeit eingenommen.
2. Keine Resorption des Kontrastmittels infolge Magenstase, zu rascher Dünndarmpassage oder unbekannter Ursache.
3. Keine Ausscheidung des Kontrastmittels durch die Leber.
4. Häufigste Ursache: ausgeschlossene Gallenblase durch Steinverschluß des Ductus cysticus.

Falls keine Kontraindikation besteht, empfehle ich bei negativem Ausfall der oralen die intravenöse Cholecystocholangiographie durchzuführen.

4.1.4. Intravenöses Cholangiogramm

Durchführung

Der Patient soll vor der Untersuchung reichlich trinken. Letzte Mahlzeit 3 Std vorher. Leeraufnahme. Injektion des Kontrastmittels oder Infusion in 100–200 ml 0,9% NaCl. 30, 45, 60 und evtl. 90 min nach Injektion Aufnahmen in Bauchlage, danach Zielaufnahmen im Stehen falls erforderlich.

Kontrastmittel

Biligrafin, Bilivistan.
Pharmakologie: Im Unterschied zu den oralen Kontrastmitteln, sind Biligrafin und Bilivistan bereits verestert, so daß der Glucuronierungsprozeß in der Leber wegfällt. Das Kontrastmittel ist wasserlöslich und die Ausscheidung erfolgt durch die Leber und zu einem geringen Teil durch die Nieren. Es verhält sich wie glucuroniertes Bilirubin. Je höher die Plasmakonzentration, um so höher der relative Anteil der renalen Exkretion. Hepatisch wird der an Albumin gebundene Anteil sezerniert. Die Albuminbindungskapazität ist also der limitierende Faktor in der Wirkung, d. h. Darstellung der Gallenwege. Größere Dosis daher nicht sinnvoll, dagegen langsamere Applikation durch Tropfinfusion.
Toxicität: Niedenschädigung infolge Hypotension oder renaler Durchblutungsstörung. Vor intravenöser Cholangiographie sollten keine Medikamente verabreicht werden, welche ebenfalls an Albumin gebunden sind. Es sind Todesfälle nach Biligrafininjektion vorgekommen, vor allem bei Ikterus (wo die Untersuchung nicht indiziert ist) und bei Paraproteinämie.
Nebenwirkungen: Bei zu rascher Injektion: Übelkeit, Erbrechen, Kollaps.
Dosis: 20 ml 25% Bilivistan (enthaltend 5,2 g Jod). Es scheint, daß durch eine *geringere Dosis ebenso gute Bilder* erhalten werden. Für die Infusionscholangiographie: 4 ml Bilivistan i. v., anschließend 6 ml Bilivistan in 100 ml NaCl innerhalb 20 min infundieren.

Indikation

1. Nach Cholecystektomie bei rezidivierenden Koliken oder nach Abklingen eines Ikterus.
2. Bei fehlender Darstellung der Gallenblase nach oraler Kontrastmittelgabe (nach Ausschluß von Bilirubin- oder BSP-Erhöhung).

Das minimale Risiko der i. v. Cholangiographie ist Anlaß, die Indikation streng zu stellen.

Interpretation

Darstellung der extrahepatischen Gallenwege und keine Darstellung der Gallenblase beweist den Verschluß des Ductus cysticus – Operationsindikation.

Keine Darstellung der extrahepatischen Gallenwege: Zeitpunkt der Röntgenaufnahme zu früh oder zu spät, ungenügende Kontrastmitteldichte, zu rascher Abfluß des Kontrastmittels.

Erweiterung des Ductus choledochus: Verdacht auf stenosierenden Prozeß intrapankreatisch oder an der Papille. Bei Status nach Cholecystektomie Vergleich mit den peroperativen Cholangiogrammen vornehmen, zum Ausschluß vorbestehender Veränderungen.

Ungenügende Kontrastdichte: Vor allem bei muskulösen oder fettleibigen Patienten. In diesen Fällen und bei anderen Interpretationsschwierigkeiten verhilft die gleichzeitige *Tomographie* zu vermehrter diagnostischer Sicherheit.

Bei allen unklaren Befunden erfolgt die weitere Abklärung durch:
- Duodenaldarstellung
- retrograde, endoskopische Cholangiographie oder
- percutane, transhepatische Cholangiographie oder
- operative Cholangiographie.

4.1.5. Percutane, transhepatische Cholangiographie

Diese Untersuchung ist nur in dafür speziell eingerichteten Röntgeninstituten durchführbar.

Durchführung

Die Untersuchung wird in Operationsbereitschaft durchgeführt. Percutan wird die spezielle Kanüle (s. Abb. 35) unterhalb des Rippenbogens in die Leber eingeführt. Wenn Galle aspiriert wird, befindet sich die Spitze des Katheters in einem Gallengang. Röntgenaufnahmen werden nach Füllen der Gallenwege in verschiedener Projektion durchgeführt.

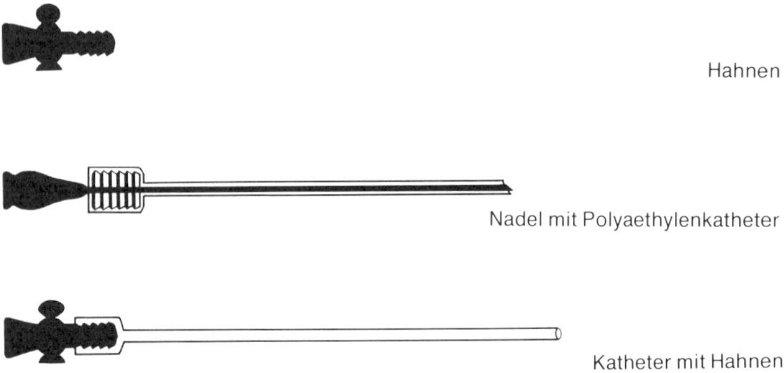

Hahnen

Nadel mit Polyaethylenkatheter

Katheter mit Hahnen

Abb. 35. Kanüle für die Splenoportographie oder transhepatische Cholangiographie

Indikation

Verschlußikterus mit Bilirubin über 2 mg%:
1. zur Differenzierung zwischen extrahepatischem Verschluß und intrahepatischer Cholostase.
2. Darstellung des Ortes und der Ursache des Verschlusses, vor allem nach vorangegangenen Operationen an den Gallengängen.
3. Erfassen des Ausmaßes der Gallengangserweiterung, vor allem bei kongenitaler Atresie.
4. Zur Entlastung des Gallengangsystems vor einer Operation.

Kontraindikationen

1. Gerinnungsstörung.
2. Im Anschluß an die percutane, transhepatische Cholangiographie muß innerhalb 4 Std operiert werden, wenn die Gallengänge dilatiert sind, also sich der Verschlußikterus bestätigt hat. Ist der Patient nicht operationsfähig, so muß die Untersuchung unterbleiben.

Komplikationen

Gallige Peritonitis als Folge einer Gallengangsfistel, abdominelle Blutung nach intrahepatischer Gefäßverletzung. Daher auch Patienten, welche nicht operiert werden sollen, während 48 Std überwachen.

Interpretation

Keine Darstellung des Gallengangsystems nach 5 Punktionsversuchen: Gallengänge wahrscheinlich nicht erweitert. Dennoch Probelaparotomie vorsehen, wenn Verdacht auf Verschlußikterus im weiteren Verlauf bestehen bleibt.
Normales Gangsystem: Kein extrahepatischer Verschluß, sondern intrahepatische Cholostase.
Erweitertes Gangsystem: Ort des Verschlusses und Ausmaß der Stauung genau erkennbar. Ursache des Verschlusses läßt sich nicht sicher diagnostizieren.

4.1.6. Arteriographie

Die Untersuchung erfordert eine speziell dafür eingerichtete Apparatur und einen in der Technik geübten Untersucher.

Prinzip

Füllung großer Arterien mit Kontrastmittel zum Nachweis von Veränderungen an den normalen Gefäßen oder von abnormen (Tumor-) Gefäßen oder von Verdrängungen der normalen Gefäßverzweigungen durch einen Tumor. Ferner zur Darstellung von arteriovenösem Shunt, zur Parenchymdarstellung von Organen in der capillaren Phase, zur Erfassung abnormer Verhältnisse an den abführenden Venen und zur Lokalisation einer Blutungsquelle.

Durchführung

Für die abdominelle Arteriographie benützt man die Seldinger-Technik: Einführen eines entsprechenden Katheters über einen Führungsdraht nach Punktion der Arteria femoralis im Leistenkanal. Durch die Wahl eines entsprechend geformten Katheters gelingt es selektiv, die einzelnen, aus der Aorta abgehenden Gefäße angiographisch darzustellen.

Komplikationen

1. Blutungen an der Einstichstelle sind in geringem Ausmaß kaum zu vermeiden. Durch fortwährende, dosierte Kompression während der Untersuchung und vor allem danach (am besten manuell durch

den Patienten selbst), sollten große Hämatome sich vermeiden lassen.
2. Via falsa: periarteriell oder zwischen Intima und Media.
3. Schock durch innere Blutung oder Allergie auf das Kontrastmittel.

Indikationen

1. Vasculäre Darmkrankheiten.
2. Tumorverdacht in Pankreas, Leber, Mesenterium und Darm.
3. Hämatemesis oder Melaena zum Nachweis der Blutungsquelle.
4. Zur Darstellung der Portalvene nach Splenektomie.

Kontraindikationen

Verschluß der Arteria femoralis.
Gerinnungsstörungen.
Niereninsuffizienz.
Allergie auf jodhaltige Kontrastmittel.

Interpretation

Sie erfordert genaue Kenntnisse der Gefäßanatomie und große Erfahrung.
Schwierigkeiten bietet:
1. die Differenzierung zwischen nicht dargestellten Gefäßen infolge technischer Fehler und echten Gefäßverschlüssen;
2. die Abgrenzung abnorm angelegter Gefäße von Verdrängungen durch Tumorknoten.

Einfach ist die Aussage über positive Befunde: Darstellung eines vasculären Tumorknotens. Kontrastmittelaustritt aus abnormen Gefäßen in den Darm bei der Suche nach einer Blutungsquelle.

4.1.7. Splenoportographie

Technik

Untersuchung in Operationsbereitschaft. Percutane Einführung der Kanüle in die Milz. Durch diese Kanüle kann der Milzdruck, der dem

Vena portae-Druck entspricht, direkt gemessen werden. Anschließend an die Messung des Milzdruckes wird das Kontrastmittel injiziert und die Portalvene mittels Röntgenserienaufnahmen dargestellt.

Indikation

Zur Darstellung der Milz- und Portalvene und zur Darstellung des Ortes und des Ausmaßes von
a) deren Verschlüssen
b) deren Kollateralzirkulation.
Bei allen Formen der portalen Hypertension, vor allem vor einer Shunt-Operation, da gleichzeitig und mit dem gleichen Risiko der Milzvenendruck gemessen wird.

Kontraindikationen

- Nach Splenektomie.
- Bei Blutungsneigung (Gerinnungsfaktoren bestimmen).
- Bei schwerem Ikterus.

Interpretation

Bei befriedigender Darstellung der Vena portae und der intrahepatischen Äste, ist die Interpretation einfach.
Unbefriedigende Darstellung durch:
- zu wenig rasche oder zu rasche Aufnahmefolge;
- zu geringe Kontrastmittelmenge;
- Injektion neben der Milz;
- zu raschen Abfluß über Kollateralen.

Risiko

Blutungen aus der Milz (bis 24 Std nach der Punktion). Therapie: Beobachten, Blutersatz. Operation erst bei Persistenz der Blutung über 24 Std oder bei Blutdruckabfall.
Kontrastmittelinjektion außerhalb der Milz: lokalisierter Schmerz im linken Hypochondrium und in der linken Schulter. Dauer 1–24 Std. Therapie ist nicht erforderlich.

4.2. Endoskopie

Von den früheren, starren und halbstarren Instrumenten, ist heute nur noch das *Rektoskop* in Gebrauch.
Im übrigen werden nur mehr *Fiberendoskope* verwendet als *Ösophagoskop, Gastroskop, Gastroduodenoskop, Enteroskop* jeweils mit Geradeaus- oder seitlichem Blick, dann das *Sigmoidoskop* und *Colonoskop*. Damit ist der Magen-Darm-Kanal vom Mund bis zum After der direkten Inspektion zugänglich, wobei allerdings die Inspektion des Jejunums und des Ileums routinemäßig noch nicht möglich ist.
Durch die Verfeinerung der technischen Hilfsmittel ist es heute möglich, durch diese Endoskopie *Biopsien zu entnehmen* sowie *Polypen und Fremdkörper zu entfernen.*
Im weiteren ist es möglich, durch das Duodenoskop die Papilla vateri zu kanülieren und eine *retrograde Darstellung sowohl des Ductus pancreaticus wie des Ductus choledochus* zu erreichen.
Der diagnostische Gewinn, die relativ mäßige Belästigung des Patienten und das minimale Risiko der Fiberendoskopie haben ihr eine rasche und weite Verbreitung gebracht. Sie wird heute an so vielen Zentren von kompetenten Fachleuten durchgeführt, daß jeder Arzt in seinem Umkreise sich mit einem entsprechenden Spezialisten in Verbindung setzen sollte. Zusätzliche Information über das Procedere im einzelnen und die diagnostischen und therapeutischen Möglichkeiten sind im Kliniktaschenbuch: Endoskopie und Biopsie in der Gastroenterologie, Springer Verlag, Berlin Heidelberg New York, 1974, enthalten.

Indikation

Magen-Darm-Blutungen: alle Patienten.
Blutende Läsionen werden endoskopisch in 90% der Fälle erkannt.
Unklare Röntgenbefunde: alle.
Gezielte Biopsie ermöglicht sichere Diagnose.
Unklare Beschwerden: lieber einmal zu viel als einmal zu wenig endoskopieren.
Früherfassung des Carcinoms: nach sorgfältiger Röntgendiagnostik bei unsicherem Resultat.

Pathologische Röntgenbefunde: falls eine eindeutige Diagnose und Therapie auf Grund des Röntgenbefundes nicht möglich ist.
Polypen des Magens, des Duodenums, des Jejunums und des Colons: zur Abtragung mit der Schlinge durch das entsprechende Endoskop.
Prozesse an der Papille, Abflußbehinderung im Ductus choledochus oder Wirsungianus: für die Röntgendarstellung der entsprechenden Gänge, für die Entfernung von Fremdkörpern aus der Papille.
Fremdkörper im Magen-Darm-Trakt können endoskopisch entfernt werden.

4.3. Laparoskopie (Leberspiegelung)

Prinzip

Betrachtung der Leber durch eine in den Peritonealraum eingeführte Optik.

Technik

Lagerung des Patienten in Rückenlage auf einem Operationstisch. Patient nüchtern. Vorbereitung mit Valium 10 mg und Pethidin 1 mg/kg/KG. Einblasen von CO_2 durch eine Punktionsnadel intraperitoneal im linken Unterbauch (1,8–2,0 l).
Einführen des Laparoskopes nach Lokalanästhesie in ca. 10 cm Distanz zur Leber, meist links vom Nabel. Die Laparoskopie ergibt einen direkten Blick auf die Leberoberfläche, gelegentlich auf die Leberunterfläche, die Gallenblase und die Milz. Ferner erlaubt die Laparoskopie eine Beurteilung des Peritoneums, besonders seiner Vascularisation. Man erkennt Exsudat oder Blut im Peritonealraum und kann durch entsprechende Umlagerung auch den Unterbauch, insbesondere die inneren Genitalorgane der Frau inspizieren.

Interpretation

Wenn man die Aussage auf die tatsächlich erhobenen und erhebbaren Befunde beschränkt, sind Irrtümer äußerst selten (Verwechslung einer gestauten mit einer schlaff gefüllten Gallenblase, Annahme kleiner Metastasen bei Kapselverdickungen, entzündliche Gefäßinjektion, verwechselt mit portaler Stauung). Durch die Kombination mit der Leberbiopsie unter Sicht kann die Aussage auf diffuse Leberprozesse ausgedehnt werden. Ein normaler laparoskopischer Leberbefund schließt pathologische intrahepatische Prozesse nicht aus.

Indikation für die Laparoskopie

Unklare Ikterusfälle.
Hepatomegalie.
Chronische Hepatitis bei bioptischem Verdacht auf Cirrhose.
Ascites.
Portale Hypertension.
Präoperativ bei Tumoren des Magen-Darm-Traktes zum Ausschluß von Metastasen.
Verdacht auf intraperitoneale Blutung.

4.4. Percutane Leberbiopsie

Prinzip

Blinde transcutane Gewebeentnahme aus der Leber mittels spezieller Nadel.

Technik

Menghini-Nadel. Lokalanästhesie der Haut im 9. ICR in der vorderen Axillarlinie (perkutorisch in der absoluten Leberdämpfung). Vorstechen mit feinem Troicart.
Einstechen der Menghini-Nadel, welche auf eine Injektionsspritze mit 3 ml 0,9% NaCl-Lösung aufgesetzt ist. Im phrenicohepatischen Raum kann ohne Widerstand etwas Kochsalzlösung injiziert werden. Atem anhalten lassen. Einstechen, Aspirieren und Herausziehen innerhalb von 1 sec.

Interpretation

Die Beurteilung des mikroskopisch aufgearbeiteten Lebergewebscylinders ist Sache eines spezialisierten Histopathologen. Kliniker und Histopathologe müssen sich auf eine gemeinsame Sprache einigen und die Befunde regelmäßig gemeinsam besprechen.

Indikation für die Leberblindbiopsie

Alle unklaren Leberaffektionen.
Pathologischer Palpationsbefund.
Pathologische Leberfunktionsproben.
Verdacht auf latente alkoholische Leberschädigung.
Verlaufskontrolle der protrahiert oder atypisch verlaufenden Hepatitis.
Unklare Fieberzustände, Miliartuberkulose, Sarkoidose.
Zur Diagnose von Speicherkrankheiten.

4.5. Dünndarmbiopsie

Prinzip

Entnahme einer Schleimhautbiopsie aus dem oberen Dünndarm mittels einer Sonde zur histologischen Diagnose oder zur Analyse von Enzymaktivitäten.

Technik

Die Biopsiekapsel (Crosby-Kugler, Rubin und andere) ist an einer Sonde befestigt und wird peroral ins Jejunum eingeführt. Durch Sog am oralen Ende der Sonde wird Dünndarmmucosa durch eine kleine Öffnung in die Kapsel eingesogen und zugleich ein in der Kapsel gespanntes Messer betätigt, welches die Mucosa an der Basis abschneidet. Lupenoptische und histologische Untersuchung des Gewebsstückchens.

Vorgehen

Patient nüchtern. Vor dem Einführen überzeugt man sich vom einwandfreien Funktionieren der Kapsel. Mit der Kapsel gibt man dem Patienten etwas zu trinken. In der nächsten Stunde bleibt er auf der rechten Seite liegen und schluckt selbst weitere cm der Sonde herunter. Kontrolle vor dem Röntgenschirm. Befindet sich die Kapsel noch im Magen, injizieren wir 20 mg Metoclopramid i.v. Nach weiteren 15 min kann gegebenenfalls die Kapsel manuell vorgeschoben werden. Bei richtiger Lage der Kapsel jenseits des Treitzschen Ligaments wird die Biopsie durch den Saugmechanismus entnommen und Kapsel und Sonde sofort aber sanft zurückgezogen. Schmerz oder Nausea zeigen an, daß die Biopsie unvollständig abgeschnitten ist. Erneuter Sog oder vorsichtiges Rupfen helfen.

Interpretation

Lupenoptisch sind die Dünndarmzotten deutlich zu erkennen, meist auch eine partielle oder totale Zottenatrophie. Histologische Kriterien: Zottenhöhe, Kryptentiefe, entzündliche Infiltrate, Veränderungen an den Epithelzellen.
Enzymologische Analyse der Disaccharidasen in spezialisierten Zentren.

Indikation

Malabsorption
Chronische Diarrhoe
Verdacht auf Sprue, Whipplesche Krankheit, Reticulosen
Speicherkrankheiten
Pathologische Röntgenbefunde im proximalen Dünndarm

4.6. Magensekretionsanalyse

Sondenlose Tests

Prinzip

Tabletten enthalten einen Farbstoff, der nur durch Salzsäure für die Resorption herausgelöst werden kann. Der resorbierte Farbstoff wird im Urin ausgeschieden. Die Konzentration im Urin ist ein Hinweis auf die im Magen vorhandene HCl-Menge.

Interpretation

Es wird nur ein grober Hinweis auf Fehlen oder Vorhandensein von HCl erhalten. Falsche Ergebnisse sind häufig. Die Durchführung des Tests ist aus medizinischer Indikation sinnlos.

Quantitative HCl-Sekretionsanalyse, Pentagastrintest

Dieser Test dient zur Bestimmung der maximalen Säuresekretionskapazität des Magens.

Ausführung

Magensonde durch den Mund oder die Nase einführen nach sparsamer Lokalanästhesie. Sondenspitze am tiefsten Punkt der großen Kurvatur, links der Wirbelsäule unter Röntgenkontrolle plazieren und fixieren. Magen mittels Aspirationsspritze entleeren, evtl. durch kurzes Spülen mit 20 ml Kochsalzlösung die Durchgängigkeit der Sonde überprüfen. Patient in linker Seitenlage lagern.
Basalsekretion: Magensaft während 4mal 15 min kontinuierlich aspirieren, entweder mit Saugpumpe oder manuell. Das Viertelstundenvolumen festhalten. pH mit pH-Papier kontrollieren und notieren. Anschließend 5–10 ml des Sekrets zur Titration bereitstellen.
Stimulation mit Pentagastrin (Peptavlon 6 µg/kg/KG i.v.). Anschließend während 5×15 min Magensaft aspirieren. Die erste 15-min-Portion nach Pentagastrininjektion kann verworfen werden. Von den anschließenden vier 15-min-Portionen wird wiederum Volumen und pH notiert und 5–10 ml zur Titration bereitgestellt.
Im Labor: Mit 0,1 normaler Natronlauge wird bis pH 7,4 oder Phenolrotumschlag titriert. Daraus läßt sich die Konzentration der Salzsäure pro Probe berechnen und aus der Multiplikation Konzentration $\times$ Volumen ergibt sich die total sezernierte Salzsäuremenge.

Normalwerte

Basalsekretion: 4 ± 4 mval HCl/Std, Maximalsekretion 22 ± 8 mval/Std (die Normalwerte werden je nach Literaturangabe verschieden definiert).

Interpretation

Fehlende Salzsäuresekretion auch nach Stimulation durch Pentagastrin: Pentagastrin-refraktäre Anacidität.
Maximale Säuresekretion unter 10 mval/Std: stark verminderte Säuresekretionskapazität.

Maximale Säuresekretion über 40 mval/Std: zuviel Magensäure, Ulcus duodeni möglich.
Basale Säuresekretion über 20 mval/Std: Verdacht auf Zollinger-Ellison-Syndrom.

4.7. Pankreasfunktionsteste

4.7.1. Sekretionsteste

Prinzip

Aspiration des Duodenalsaftes durch eine Duodenalsonde und Bestimmung der Trypsin- oder der Lipaseaktivität in Ruhe und nach Stimulation.
Stimulation durch Probetrunk (Lundh-Test) oder durch Sekretin- und Cholecystokinin-Pankreozymin (CCKPZ)-test.

Technik

Patient nüchtern.
Einführung der Duodenalsonde. Kontrolle der Sondenlage unter Durchleuchtung und Fixation der Sonde.
Lagerung des Patienten in rechter Seitenlage. Sammeln des Sekretes durch Aushebern.
Über Trypsin- und Lipaseaktivitätsbestimmung, s. entsprechende Fachbücher.
Trinkenlassen des Probetrunkes oder Injektion von Sekretin-PZ-CCK und weiteres Sammeln der Sekrete portionenweise während einer Stunde.

Indikation

- Verdacht auf chronische Pankreatitis.
- Chronische oder rezidivierende Pankreatitis zur Bestimmung des Ausmaßes der Insuffizienz und zur Verlaufskontrolle.
- Stenosierendes Pankreascarcinom.
- Differentialdiagnose der Malabsorption.

Interpretation

Erst wenn mehr als ²/₃ des exokrinen Pankreas funktionsunfähig geworden sind, ist eine Verminderung der Fermentaktivität zu erwarten.

4.7.2. Chymotrypsinbestimmung im Stuhl

Die Anwesenheit von Chymotrypsin im Stuhl schließt eine exokrine Pankreasinsuffizienz aus. Das Fehlen von Chymotrypsin bedeutet mögliche exokrine Pankreasinsuffizienz.

4.8. Nachweis von okkultem Blut im Stuhl

Indikation

1. Auf der Suche nach einem Magen-Darm-Carcinom.
2. In der Abklärung einer Eisenmangel-Anämie.
3. Wenn Zweifel bestehen, ob eine rote Verfärbung im Stuhl auf Blut zurückzuführen ist.

Der Blutnachweis beruht auf der Peroxydase, welche aus Erythrocyten stammt. Man verwendet heute die Tabletten Haematest und Occultest, welche ebenso verläßlich sind wie die komplizierte Benzidinreaktion. Auch ein mehrmals negativer Test schließt eine Blutungsquelle im Magen-Darm-Bereich nicht aus. Ein mehrfach positiver Test macht wahrscheinlich, daß eine Blutungsquelle im Magen-Darm-Bereich existiert.

4.9. Dünndarmfunktionsteste

4.9.1. D-Xylosetest

Xylose, ein Pentosezucker, ist normalerweise nicht in der Nahrung und im Blut vorhanden. Resorption von Xylose erfolgt vorwiegend im Jejunum.

Technik

Patient nüchtern. Harnblase entleeren. 25 g D-Xylose werden in 250 ml Tee getrunken. Die gesamte Urinmenge wird während 5 Std gesammelt. Blutentnahme 2 Std nach Trinken der Xylose-Lösung. Die Xylosekonzentration in Blut und Urin wird bestimmt.

Interpretation

Normalwert: 4–7 g Xylose werden innerhalb 5 Std im Urin ausgeschieden. Der 2-Stundenwert im Blut beträgt über 30 mg%. Der Test ist nur verläßlich bei erhaltener Nierenfunktion. Verminderter Anstieg im Blut und verminderte Ausscheidung im Urin sprechen für Malabsorption infolge diffuser Dünndarmkrankheit (vor allem Sprue-Syndrom).

Indikation

- Malabsorption, zur Differentialdiagnose
- Nach Dünndarmresektion
- Differentialdiagnose der chronischen Diarrhoe.

4.9.2. Schilling-Test = Vitamin B_{12}-Resorptionstest

Er wird in 2 Teilen durchgeführt, wobei im 1. Teil die Intrinsicfaktor-Sekretion des Magens, im 2. Teil die Resorptionsfähigkeit des Ileums geprüft wird.

Prinzip

Vitamin B_{12} (= Cyanocobalamin) wird nur an Intrinsicfaktor gebunden und nur im unteren Ileum resorbiert. Resorbiertes Vitamin B_{12} wird im Urin ausgeschieden, wenn die Depots im Körper aufgefüllt sind.

Durchführung

Teil 1: Der Patient erhält am Tage vor dem Test insgesamt 5 mg Vitamin B_{12} parenteral. Am Untersuchungstag trinkt er 0,5–1,0 µCi radioaktiv markiertes 58Co Cyanocobalamin. Die im Urin in den

folgenden 24 Std gemessene Radioaktivität wird bestimmt. Sie beträgt normalerweise 7–30% der getrunkenen Aktivität.
Teil 2: Ist die Ausscheidung vermindert, so wird der Test 3 frühestens 3 Tage später wiederholt; zur oralen Vitamin B_{12}-Dosis erhält der Patient zusätzlich 50 mg Intrinsicfaktor. Messung der Ausscheidung wie in Teil 1.

Interpretation

- Verminderte Ausscheidung in Teil 1 und Teil 2: Störung der Vitamin B_{12}-Resorption im Ileum (nach Ileumresektion, bei ausgedehnter Ileitis, bei Sprue).
- Verminderte Ausscheidung in Teil 1, normale Ausscheidung in Teil 2: Intrinsicfaktormangel: Perniciosa.

4.9.3. Lactoseresorptionstest

S. S. 99.

4.10. Ultraschalltomographie

Schallwellen mit einer Frequenz über 18000 Hertz werden vom menschlichen Ohr nicht wahrgenommen und daher als Ultraschallwellen bezeichnet.

Prinzip

Ein piezoelektrischer Kristall sendet Schallwellen hoher Frequenz (10^6–$2 \cdot 10^7$ Hz) aus und fängt das Echo dieser ausgesendeten Wellen wieder auf. Zeitintervall von Ausstrahlung bis Empfang des Echos entspricht der Distanz der reflektierenden Oberfläche. Reflektierende Oberfläche ist jede Grenze zwischen Medien ungleicher Schalldichte (festes Gewebe – Cyste, Drüsengewebe – Tumor, Gefäßwände etc.).
Die gebräuchlichen Apparate senden und empfangen mehrere 100 Schallimpulse pro Sekunde und speichern die Information, die sie

integrierend auf ein Oscilloskop und Fotopapier aufzeichnen. Je nach Aufsetzen des Sendekopfes erhält man senkrechte, schräge oder waagrechte Schnittbilder, die zusammengesetzt eine topographische Körperkarte ergeben. Durch Filteränderungen können verschiedene Schallbilder erzeugt werden. Die Technik erfordert große Erfahrung.

Indikation

Erfassen, Lokalisieren und Größenbestimmung von Tumoren oder Cysten.

Interpretation

Cystische Tumoren über 5 cm Größe lassen sich sicher, solide Knoten von über 3 cm Größe gerade noch erkennen. Eine statistische Aussage über den Wert der Methode im Vergleich zu anderen Methoden und ihre diagnostische Sicherheit ist zur Zeit nicht möglich.

Kontraindikationen

Keine. Schädigende Wirkungen von Ultraschallwellen auf menschliches Gewebe sind nicht bekannt.
Die Methode verdient deshalb besondere Beachtung, da sie für den Patienten kein Risiko und keine Belästigung bedeutet.

4.11. Szintigraphie

Prinzip:

Bei der Szintigraphie wird eine minimale Menge radioaktiven Materials (γ-Strahler) injiziert, von dem wir wissen, daß es sich im zu untersuchenden Organ anreichert. Die Intensität der Strahlung wird mm für mm gemessen, summiert und aufgezeichnet, wodurch ein Speicherbild des betreffenden Organs entsteht. Die Intensität der Strahlung ist genau proportional zur Zahl der speichernden Zellen.
Im Abdominalbereich wird die Szintigraphie zur Darstellung von Pankreas und Leber verwendet.

4.11.1. Pankreasszintigraphie

Technik

Man verwendet 75 Se-selenomethionin, einen γ-Strahler mit einer biologischen Halbwertszeit von 80 Tagen.
Selenmethionin wird wie die natürliche Aminosäure Methionin metabolisiert, d.h. rasch in Leber und Pankreas aufgenommen.
Nach Injektion von 3 µCi Se-Methionin/kg/KG i.v. wird sofort mit der Aufzeichnung begonnen. Die Szintigraphie zeigt sowohl Leber wie Pankreas, und es ist gelegentlich schwierig, Leber und Pankreas voneinander zu trennen. Um diese Schwierigkeit zu umgehen, fertigt man gleich danach eine Leberszintigraphie an mit In 113m-colloid und subtrahiert entweder visuell oder elektronisch das Leberspeicherbild vom Selenmethioninspeicherbild und erhält dann ein Restbild des Pankreas. Die Technik erfordert eine hochentwickelte Apparatur und Erfahrung.

Interpretation

Die Fehlerquellen bei der Pankreasszintigraphie sind groß. Falsch-positive Befunde, d.h. vermeintlicher Nachweis eines pathologischen Befundes, der sich nicht bewahrheitet, werden in gewöhnlichen Serien bei über 40% der Untersuchten diagnostiziert, falsch-negative Befunde bei ca. 8%. Erfahrene Untersucher glauben, bei 70% richtig zu interpretieren, bei ca. 20% können sie keine sichere Aussage machen und ca. 10% der Interpretationen sind falsch.

4.11.2. Leberszintigraphie

Technik

Für die Leberszintigraphie verwendet man Au 198-Gold oder In 113-Colloid. Die Aufzeichnung mit dem Szintigraphen beginnt sofort nach der Injektion und wird in verschiedenen Ebenen durchgeführt.

Interpretation

Ein homogenes Speicherbild gilt als normal. Inhomogene Verteilung ist für Lebercirrhose und für diffuse Infiltration der Leber typisch. Speicherausfälle finden sich bei Cysten und Tumoren, wobei die Größe eines Prozesses in der Leber mindestens 3 cm betragen muß, um szintigraphisch erfaßbar zu sein.

Indikation für die Szintigraphie

- Hepatomegalie.
- Zum Nachweis von Lebermetastasen bei älteren oder geschwächten Patienten, wenn davon die Indikation zu einem operativen Eingriff abhängt.
- Zur Verlaufskontrolle einer Lebercirrhose.
- Zur Größenbestimmung von Metastasen während der Strahlentherapie.

5. Sachverzeichnis

Abdomen, akutes 26 ff.
Abführmittel 63
Acetylcholin 5, 7
Acetylsalicylsäure-haltige Medikamente 78
Achalasie 45, 68, 70. 73 ff.
Achylie, histaminrefraktäre 77, 90
Addison Krise 27
Adrenalin 5
Akutes Abdomen 26 ff.
Alactasie 99 ff.
Aldosteron-Antagonisten 157
Alkoholismus 34, 146
– und Hyperlipaemie 185
–, Ikterus bei 39
Amenorrhoe 32
Ammanita phalloides 139, 143
Ammoniak bei Coma hepaticum 159
Amöbenruhr 48, 97
Amylase 172, 174, 176
Anacidität 213
Anaemie, Blutnachweis im Stuhl 215
– bei Coecum Carcinom 129
– nach Magenresektion 89
– bei Malabsorption 52
–, perniciöse, beim Magencarcinom 90
–, –, Schillingtest 217
Analcarcinom 12
Analgetica 21
Aneurysma der Aorta 27
Angina abdominalis 117

Angiographie bei Blutungen 34
Angst 3, 24, 28, 57
Anorexia nervosa 56
Anorexie 43
Antacida 72
– beim Ulcus 83
Antibiotica, bei Cholangitis 171
–, bei Colitis ulcerosa 126
–, bei Diverticulitis 106
–, bei Enterocolitis Crohn 121
–, bei infektiösen Darmkrankheiten 98
Anticholinergica bei Refluxoesophagitis 73
– beim Ulcus 83
Antidepressiva 60
Antidiarrhoica 10
Antiemetica 10
Antikörper gegen Gliadin 102
– bei Hepatitis 132
– bei Leberkrankheiten 42
Antirheumatica und Gastritis 78
Antrektomie 87
Antrenyl 6
Appendicitis 103
–, chronische 31
Arteria mesenterica 111
Arteriographie 205
– bei Mesenterialinfarkt 113
Arthralgien bei Hepatitis 132
Arthritis bei Colitis ulcerosa 124
Ascites 156
Aspirin 34
Asterixis 158

Atrophie des Magens 77
– – –, Schillingtest 216
Atropin 5 ff.
Aufklärung des Patienten 11, 16
Aufstoßen 61
Australia-Antigen 132
Autodigestion bei Ulcus 80
Autoimmunphänomene 42
Azathioprin, bei Colitis ulcerosa 126
–, bei Enterocolitis Crohn 122
–, bei Hepatitis 142

Baralgin 8
Basalsekretion, der Magensäure 213
Basedow 49
Bauchschmerzen 23 ff.
– bei Hyperlipaemie 183
– bei Kindern 32
Befragung 25, 29
Benzidinprobe 215
Benzodiazepine 60
Bewußtseinstrübung 24
Biguanide 186
Biligrafin 202
Bilijodon 200
Bilirubin 40, 129
Bilivistan 202
Billroth'sche Operation 87
Biloptin 200
Biopsie, Dünndarm 211
–, Leber 210
Blähung 29, 67
Blinddarmentzündung 103
Blut, okkultes im Stuhl 215
Blutung
–, Laparoskopie 210
– aus Magen-Darm-Trakt 32 ff.
Blutungsquelle 34
Bronzediabetes 149
Budd-Chiari-Syndrom 151
Buscopan 6, 8

Calciummangel bei Laktoseintoleranz 102

Caput medusae 150
Carcinoembryonales Antigen 13
Carcinoidsyndrom 51
Carcinom s. bei den einzelnen Organen
–, allgemeine Therapie 11 ff.
–, Arteriographie bei 206
–, Früherfassung, Endoskopie zur 208
–, Operationsindikation 12
–, Röntgentherapie 12, 16
–, symptomatische Therapie 20
CEA 13
Chenodeoxycholsäure 166
Cholangiogramm nach Cholecystectomie 169
– bei Hepatitis 139, 203
– bei Ikterus 42
–, intravenöses 201
–, percutanes, transhepatisches 203
–, peroperatives 168
–, retrogrades 208
Cholangitis, ascendierende 168, 170
–, sklerosierende, bei Colitis ulcerosa 124
Cholecystitis 166 ff.
Cholecystographie 199
Cholecystokinin 190
Choledochus, Ductus 177
Cholelithiasis 166
–, Röntgenuntersuchung bei 201
Cholera 48, 96
Choleretische Diarrhoe 50
Cholesterin und Galle 163
Cholestyramin 139
Cholostase, intrahepatische, Cholangiogramm bei 205
Chymotrypsin, Bestimmung im Stuhl 215
Cirrhose 141, 147 ff.
–, Laparoskopie bei 210
–, primär biliäre 42, 141
– und Schwangerschaft 145
Clofibrat 185
Codein 10

Coeliakie 102
Colektomie 125
Coli, pathogene 98
Colitis, granulomatöse 117 ff.
–, ischaemische 115
– ulcerosa 123 ff.
–, –, Carcinomrisiko 128
Colon 103 ff.
–, Bypassoperation, bei hepatischer Encephalopathie 159
–, Carcinom 128
–, Polypen 128
–, Röntgenuntersuchung 196 ff.
– irritabile 107
Colonmotilität, Regulation 5
Colonneurose 109
Colonoskopie 208
– bei Melaena 34
Coma hepaticum 160
Corticosteroide bei Colitis ulcerosa 126
– bei Enterocolitis Crohn 121
– bei Hepatitis 137, 138, 142
– und Ulcus 79
Courvoisier 37
Crohn'sche Krankheit 117 ff.
Crosby-Kugler-Kapsel 211

Darmkrankheiten, vasculäre 111 ff.
–, –, Arteriographie bei 206
Darmmotilität 7
Défense 23, 27
Depression 28, 31, 57, 60
Diabetes mellitus 146
– – und Hyperlipaemie 183
– – bei Pancreatitis 178
Diabetische Krise 25
Diät, bei Angina abdominalis 117
– bei Enterocolitis Crohn 120
– bei Fettleber 146
– bei funktionellen Verdauungsstörungen 68
– und Gallensteine 166
–, glutenfreie 103
– bei hepatischer Encephalopathie 159
– bei Hepatitis 137

– bei Hyperlipaemie 185
– bei Pancreatitis 178
– und Psychosomatik 57
– bei Refluxoesophagitis 72
Dianabol und Leber 143
Diarrhöe 47 ff.
–, Medikamente gegen 10
– bei medullärem Schilddrüsencarcinom 188
–, paradoxe 50
–, Pathophysiologie 94
– nach Vagotomie 88
–, chronische 216
–, –, Xylosetest 216
Dickdarm 103 ff.
Dickdarmstellung 196 ff.
Diphenoxylat 10
Distigmin 6, 7
Divertikel des Oesophagus 75
Divertikulose 35, 105
–, Blutung aus 35
Doppelkontrast des Colons 198
Douglasabszeß 105, 107
Dramamine 10
Druckmessung im Colon 108
– im Oesophagus 70, 74
Dünndarm 93 ff.
–, Biopsie 211
–, – bei Sprue 103
–, Funktionsteste 215
–, Polypen 28
Dulcolax 198
Dumping-Syndrom 87, 191
Duodenoskopie 208
Duodenum 76 ff.
Duphalac 159
Durchfall siehe Diarrhoe
Duspatalin 9
Dysgeusie 65
Dysphagie 43, 68
Dysurie 24

E. Coli, pathogene 98
EEG bei Leberkoma 160, 161
EKG bei akutem Abdomen 25
– bei Hepatitis 136

Encephalopathie, portocavale 155, 157 ff.
Endoskopie 208
– bei Blutungen 34
Enteritis regionalis 117 ff.
Enteroglukagon 191
Entlastungsschmerz 23, 26
Enzyme, Leber 40
Episcleritis bei Colitis ulcerosa 124
– bei Enterocolitis Crohn 119
Erbrechen 43 ff.
–, Medikamente gegen 10
– bei Ulcus 81
Erythema nodosum bei Enterocolitis Crohn 119
– – bei Hepatitis 141
Extrahepatischer Ikterus 36 ff.

Fermentpräparate 68
Fettleber 146
Fettstoffwechsel 181 ff.
– und Leber 182
Fettstühle 51
Fisteln bei Enterocolitis granulomatosa 118
Flapping Tremor 158
Flatulenz 30
5-Fluorouracil 12, 17 ff.
Foetor ex ore 61
– hepaticus 158
Follikelsprung 25
Folsäuremangel 52
– bei Sprue 103
Fremdkörper 209
Fremdkörpergefühl 55, 67
Fundoplicatio 71
Funktionelle Darmkrankheiten 107
– Diarrhöe 50
– Schmerzen 29
– Verdauungsstörungen 67

Galle 161 ff.
– Kontrastmittel 200
–, lithogene 165
Gallenblase 161 ff.
–, Carcinom der 171

–, keine Darstellung der 201
Gallenblasenempyem 166
Gallenkoliken 167, 168
– in der Schwangerschaft 144
Gallensalze, Stoffwechsel 163
– und Diarrhoe 50
Gallensäuren 163
Gallensteine 166
Gallensteinträger, symptomlose 168
Gallenwege
–, Röntgendarstellung der 203
γ-Globulinprophylaxe, der Hepatitis 134
Gangrän des Dünndarms 112
Gastric Inhibitory Peptide 191
Gastrin 189
– bei Ulcus 81
Gastritis 76 ff.
Gastro-Duodenoskopie beim Ulcus 82
Gastroenterocolitis 98
Gastrointestinale Hormone 188 ff.
Gastropexie 71
Gastroskopie 208
Gerinnungsfaktoren bei Leberkrankheiten 140, 160
Geschmacksstörungen 65
Gewichtsabnahme 43
Gewichtszunahme 43, 56
Gilbert 41
GIP 191
Gliadin 102
Globusgefühl 67
Glossitis 66
Gluteninduzierte Enteropathie 102
Glykokoll 163
Gynaekologische Prozesse 30

Haematemesis 24, 32 ff.
–, Arteriographie bei 206
–, Magensonde bei 34
–, bei portaler Hypertension 153
Hämochromatose 149
Haemorrhoiden und Melaena 35
Haemolytische Krise 25

Halitosis 61
Halothan 139, 143
Harnwegsinfekt 24
HB Ag 132
Hellersche Operation 74
Hemihepatektomie 149
Hepatische Encephalopathie 157ff.
Hepatitis, alkoholische 27, 41
–, cholostatische 139
–, chronische 140ff.
–, chronisch aggressive 132, 140ff.
–, fulminante 139
–, Ikterus, Differentialdiagnose 37
– bei Laxantienabusus 64
–, lupoide 43
– Virus 131
Hepatomegalie, Laparoskopie 210
–, Szintigraphie bei 220
Herzinfarkt 27
Hiatushernie 69ff.
Hinterwandulcus 28
Holzknecht 196
Hormone, gastrointestinale 188ff.
Hydrops der Gallenblase 167
Hyperacidität 213
Hyperkalorische Ernährung, bei Enterocolitis Crohn 121
Hyperlipämie 146, 183ff.
Hyperthyreose 50

Ikterus 36ff.
–, cholostatischer 42
– in Graviditate 144
– juvenilis 41
–, rezidivierender, cholostatischer 145
–, Röntgenuntersuchung bei 202, 204
–, bei Pancreascarcinom 179
Ileitis terminalis 117ff.
Ileumresektion und Diarrhoe 50
–, Vitamin B_{12} Resorption 217
Inappetenz 29, 43, 66
Infektionen des Darmes 95ff.
Infusionscholangiogramm 202

Intrinsicfaktormangel bei Gastritis 77
–, –, Schillingtest 216
Intussusception 28
Invagination 33
Irritables Colon 107
Itinerol 10

Kardiasphinkter 70
Kardiomyotomie 74
Kardiospasmus 73ff.
Kinder, Bauchschmerzen bei 32
–, Erbrechen bei 46
–, Melaena 35
Koliken 24
Konstipation 56, 62ff.

Laktosebelastungsprobe 99
Laktoseintoleranz 50, 99ff.
Laparoskopie 209
– bei Ikterus 42
– bei Lebermetastasen 13
– bei portaler Hypertension 151
Laparotomie, zur Diagnose des Pancreascarcinoms 180
Largactilicterus 143
Laxantien 63
– abusus 64
Lebensmittelintoxikation 24, 76, 98
Leber 129ff.
– und Medikamente 142
–, Szintigraphie 219
Leberatrophie, akute, gelbe 139
Leberbiopsie, percutane 210
Lebercapillardruck 152
Lebercarcinom 149
– bei Hepatitis 132
Lebercirrhose 147ff.
Leberfunktionsproben 40
Leberkoma 160
Leberspiegelung 209
LE-Phänomen 43
Leucinaminopeptidase 41
Lipase im Duodenalsaft 214

Lipide im Plasma 183 ff.
Lundh-Test 177, 214
Lupus erythematodes 71

Magen 76 ff.
Magenbiopsie beim Ulcus ventriculi 93
Magencarcinom 89 ff.
Magen-Darm-Passage 194 ff.
Magengeschwür siehe Ulcus
Magenresektion 87
Magensaftanalyse beim Carcinom 93
–, cytologische 93
– beim Ulcus 82
Magenschleimhaut, medikamentöse Schädigung 78
Magenschleimhautentzündung siehe Gastritis
Magensekretion 7
–, Steuerung der 80
–, Untersuchung der 212
Magenspülung bei Blutungen 35
Malabsorption 51
–, Dünndarmbiopsie 212
–, Pancreasfunktionsteste 214
–, Xylosetest 216
Mallory-Weiss-Syndrom 32
Marzine 10
Maximalsekretion der Magensäure 213
Mebeverin 9
Mecholyl 7
Meckelsches Divertikel 35
Medikamentöser Leberschaden, Ikterus 37 ff., 142
Megacolon, toxisches 127
Melaena 24, 32 ff.
–, Arteriographie bei 206
– bei Diverticulose 107
– bei ischaemischer Colitis 115
Meningismus 24, 28
Mesenterialinfarkt 27, 112
Metastasen, Laparoskopie bei 210
–, Szintigraphie bei 220
Metoclopramid 10, 46

– bei Dünndarmbiopsie 211
– bei Refluxoesophagitis 72
Meulengracht 41
Mexaform 98
Micellen 181
Migräne 46
Milchintoleranz 99 ff.
–, bei Enterocolitis Crohn 120
Milchzucker 100
Milz 39
Milzvene 207
Milzvenendruck 151
Morphin 8
Motilin 192
Mucilaginosa 63
Mucoviscidose 173
Mundgeruch 61
Myasthenia gravis 45

Nachbestrahlung 12, 16
Nahrungsmittelvergiftung 98
Nahrungsverweigerung 56
Nauseatherapie 10
Neomycin 159
Nervensystem, vegetatives 3 ff.
Nikotinsäure 185
Nüchternschmerz 29, 81
5-Nucleotidase 41

Oesophagitis 69
Oesophagoskopie 208
Oesophagus 68 ff.
Oesophaguscarcinom 75
Oesophagusvaricen 35, 152
Osteomalacie nach Magenresektion 89
Oxyphenisatinhaltige Laxantien 64

Pancreas 172 ff.
–, Carcinom 179
–, Funktionsteste 177, 214
–, Szintigraphie 219
Pancreasinsuffizienz, exokrine 176, 179
Pancreaticoduodenectomie 172, 178

Pancreaticojejunostomie 178
Pancreatitis 172 ff.
–, calcifizierende 174
–, Funktionsteste 214
– und Hyperlipaemie 183
Pancreozymin 190
Papaverin 8
Papille, Carcinom der 172, 180
–, Endoskopie der 209
Papillenplastik 179
Papillenstenose 177
Parasympathicus 5
Paratyphus 48, 96
Parenchymatöser Ikterus 36 ff.
Paspertin 10
Pensionatssyndrom 32
Pentagastrintest 213
Pepsin 79
Pericarditis constrictiva 151
Perniciosa 217
Pethidin 10
Phenobarbital und Leber 142
Phenothiazine 10
– und Leber 143
Phenylbutazon und Magen 79
– und Leber 143
– und Prostaglandine 193
Phosphatase, alkalische 41
Phospholipase A 173
Pilocarpin 6
Pilzvergiftung 139
Pleuropneumonie 24
Pneumatische Dilatation 74
Polypen, Endoskopie bei 209
Porphyrie 27
Portale Hypertension 150 ff.
– –, Röntgenuntersuchung bei 207
Postcholecystectomiesyndrom 111, 169
Posthepatitische Beschwerden 140
Primperan 10
Probanthin 6
Proctocolektomie 126
Proktitis 124
Prostaglandin 193

Prostigmin 6
Pruritus bei Hepatitis 136
– bei Ikterus 39
Pseudocysten des Pancreas 174
Psychoanalyse 55
Psychogene Beschwerden 55
Psychopharmaka 8, 60
Psychosomatik 53 ff.
Psychotherapie 58
– bei Colitis ulcerosa 125
– des Ulcus 86
Pyelonephritis 24
Pyloroplastik 87
Pyoderma gangraenosum bei Enterocolitis Crohn 119
Pyodermie, bei Colitis ulcerosa 124

Quellmittel 63

Reasec 10
Refluxoesophagitis 69 ff.
Regurgitation 68
Rektoskopie 208
Rhythmusstörungen des Herzens 28
– und Mesenterialinfarkt 113
Römheldsches Syndrom 109
Röntgenuntersuchung 194 ff.
– beim Ulcus 82
Roseolen 96
Rubinkapsel 211
Ructus 61
Ruhr 48, 96

Sacroiliacale Spondylitis bei Enterocolitis Crohn 119
Salazopyrin bei Colitis ulcerosa 126
– bei Enterocolitis Crohn 121
Salmonellosen 96
Schillingtest 216
Schlafstörungen, Therapie 60
Schluckstörungen siehe Dysphagie
Schmerzen 23 ff.
–, nächtliche 29
–, psychogene 29 ff., 59
Schock 24

–, hypovolämischer 33
Schwangerschaftsicterus 144
Second look bei Mesenterialinfarkt 114
Senstaken-Blakemore-Sonde 153
Sekretin 190
Sekretin-Cholecystokinin-Test 214
Serum Hepatitis 131
SGOT 40
SGPT 40
Shigellosen 96
Shuntoperation 153 ff.
Sklerodermie 45, 71
Sodbrennen 68
Sonographie 217
Spasmocibalgin 8
Spasmolytica 8
Speichelsekretion 7
Speiseröhre siehe Oesophagus
Splenomegalie 39, 151
Splenoportographie 151, 206
Sprue, einheimische 102
–, Dünndarmbiopsie 212
–, Laktoseintoleranz bei 101
–, Xylosetest 216
Steatorrhoe 51, 102
Stemetil 10
Streß und Ulcus 85
Striktur des Colons 116
Stuhl, Bilirubin 40
–, Erbsbrei 96
–, Fettbestimmung 51
–, Fleischwasser 97
–, Himbeergelee 97
–, okkultes Blut 215
–, Reiswasser 96
–, Silber- 172
Sympathicus 4
Szintigraphie 218

Taurin 163
Telepaque 200
Tetracyclin, Leberatrophie 145
Thumb prints 115
Tinctura opii 10
Torecan 10

Toxisches Megacolon 127
Transfusion Hepatitis 131, 134
Trasylol 175
Trilafon 10
Trypsin im Duodenalsaft 214
Typhus 48, 96

Ueberessen 56
Ulceröse Colitis 123 ff.
Ulcus 79 ff.
– duodeni, Magensäuresekretion 214
– malignes, des Magens 92
–, Operationen bei 87 ff.
– pepticum jejuni 88
–, Rezidive 85
–, Therapie 83 ff.
– ventriculi 28
Ultraschalltomographie 217
Urin, Bilirubin 40
–, Urobilinogen 40
Urobilinogen 40, 139
Uveitis bei Colitis ulcerosa 124

Vagotomie bei Hiatushernie 71
– beim Ulcus 87
Vaguswirkungen im Magen-Darm-Trakt 6
Vasculäre Darmkrankheiten 111 ff.
– Krankheiten 28
Vasoactive Intestinal Peptide 191
Vasopressin 153
Vena portae, Röntgendarstellung 206
Verner-Morrison-Syndrom 192
Verschlußikterus 36 ff.
Verstopfung siehe Konstipation
VIP 191
Virchowscher Lymphknoten 91
Virus enteritis 97
– Hepatitis 131
Visken 5
Vitamin B_{12}, Resorptionstest 216
Völlegefühl 29, 67

Whipplesche Krankheit, Dünndarmbiopsie 212

Widerwillen 55
Wirsungianographie 180
Wirsungianus, Ductus 177
Wurmbefall 28, 32

X-PREP 197
Xylosetest 52, 215

Zollinger-Ellison-Syndrom 85, 189
–, Magensäure bei 214
Zottenatrophie 51
–, Dünndarmbiopsie 212
Zungenbrennen 66
Zwerchfellhernie 69 ff.
Zwölffingerdarmgeschwür
   siehe Ulcus

Kliniktaschenbücher

W. Leydhecker: **Glaukom in der Praxis.** Ein Leitfaden. 2. völlig neubearb. Aufl. 43 Abb., 2 Ausklapptafeln mit 6 Tab. z. prakt. Arbeiten. XII, 178 Seiten 1973. DM 12,80; US $5.30 ISBN 3-540-06452-4

H. Mörl: Der „stumme" Myokardinfarkt. Mit einem Geleitwort von G. Schettler. 15 Abb., 16 Tab. XIII, 113 Seiten. 1975. DM 18,80; US $7.80 ISBN 3-540-07318-3

G.-W. Schmidt: **Pädiatrie.** Klinik und Praxis 33 Abb., 37 Tab. XII, 275 Seiten. 1974 DM 18,80; US $7.80 ISBN 3-540-06778-7

P. Schmidt, E. Deutsch, J. Kriehuber: **Diät für chronisch Nierenkranke.** Eine Diätfibel für Ärzte, Diätassistenten und Patienten. 2 Abb., 19 Tab. IX, 126 Seiten. 1973. DM 12,80; US $5.30 ISBN 3-540-06226-2

G. Wolff: **Die künstliche Beatmung auf Intensivstationen.** Unter Mitarbeit von E. Grädel, D. Gasser 67 Abb. XV, 190 Seiten. 1975 DM 19,80; US $8.20 ISBN 3-540-07085-0

Diagnose und Therapie in der Praxis
Übersetzt nach der amerikanischen Ausgabe von M.A. Krupp, M.J. Chatton et al. Bearbeitet, ergänzt und herausgegeben von K. Huhnstock, W. Kutscha unter Mitarbeit von H. Dehmel. 3. erweiterte Aufl. 27 Abb. XVIII, 1337 Seiten. 1974
Gebunden DM 78,–; US $32.00 ISBN 3-540-06571-7

Therapie innerer Krankheiten
Herausgeber: E. Buchborn, H. Jahrmärker, H.J. Karl, G.A. Martini, W. Müller, G. Riecker, H. Schwiegk, W. Siegenthaler, W. Stich. 2. korrigierte Aufl. 32 Abb. XXXI, 650 Seiten. 1974.
Gebunden DM 48,–; US $19.70 ISBN 3-540-06574-1

Preisänderungen vorbehalten

Springer-Verlag
Berlin Heidelberg New York

Kliniktaschenbücher

H.A. Baar, H.U. Gerbershagen: **Schmerz-Schmerzkrankheit-Schmerzklinik.** 16 Abb. VIII, 80 Seiten 1974. DM 12,80; US $5.30 ISBN 3-540-06553-9

H.-J. Bandmann, S. Fregert: **Epicutantestung.** Einführung in die Praxis. Im Namen der International Contact Dermatitis Research Group. 4 Abb., 17 Tab. VII, 100 Seiten. 1973. DM 12,80; US $5.30 ISBN 3-540-06237-8

G.G. Belz, M. Stauch: **Notfall-EKG-Fibel.** Mit einem Beitrag von F.W. Ahnefeld. 40 Abb. VIII, 92 Seiten 1975. DM 16,80; US $6.90 ISBN 3-540-07342-6

O. Benkert, H. Hippius: **Psychiatrische Pharmakotherapy.** Ein Grundriß für Ärzte und Studenten 15 Abb., 3 Tab. XIII, 252 Seiten. 1974 DM 19,80; US $8.20 ISBN 3-540-07031-1

W. Dick, F.W. Ahnefeld: **Primäre Neugeborenen-Reanimation.** 45 Abb. VIII, 113 Seiten. 1975 DM 16,80; US $6.90 ISBN 3-540-07265-9

Endoskopie und Biopsie in der Gastroenterologie Technik und Indikation. Herausgeber: P. Frühmorgen, M. Classen. Mit Beiträgen zahlreicher Fachwissenschaftler. Mit einem Geleitwort von L. Demling 100 Abb. XII, 223 Seiten. 1974. DM 19,80; US $8.20 ISBN 3-540-06762-0

H. Feldmann: **HNO-Notfälle.** 65 Abb. X, 156 Seiten 1974. DM 12,80; US $5.30   ISBN 3-540-06531-8

F. Freuler, U. Wiedmer, D. Bianchini: **Gipsfibel I** Geläufige Fixationen und Extensionen bei Verletzungen im Erwachsenenalter. Mit einem Vorwort von B.G. Weber. 42 Abb. in 155 Teildarstellungen XII, 110 Seiten. 1975. DM 19,80; US $8.20 ISBN 3-540-06922-4

G. Friese, A. Völcker: **Leitfaden für den klinischen Assistenten.** 27 Abb. IX, 170 Seiten. 1975 DM 19,80; US $8.20 ISBN 3-540-0745-4

Preisänderungen vorbehalten

Springer-Verlag
Berlin Heidelberg New York